Westhoff

Bilderwelt krebskranker Kinder

Bilderwelt krebskranker Kinder

Eine Annäherung zwischen Intuition und Empirie

Kerstin Westhoff

Mit einem Geleitwort von Prof. Dr. Dieter Bürgin

Mit 50 Abbildungen und 48 Tabellen

Schattauer Stuttgart New York

Kerstin Westhoff, lic. phil., Psychologin FSP
Röschenzerstraße 9
CH–4053 Basel

Die Deutsche Bibliothek – CIP-Einheitsaufnahme
Ein Titeldatensatz für diese Publikation ist bei Der Deutschen Bibliothek erhältlich

Besonderer Hinweis:
Die Medizin unterliegt einem fortwährenden Entwicklungsprozess, sodass alle Angaben, insbesondere zu diagnostischen und therapeutischen Verfahren, immer nur dem Wissensstand zum Zeitpunkt der Drucklegung des Buches entsprechen können. Hinsichtlich der angegebenen Empfehlungen zur Therapie und der Auswahl sowie Dosierung von Medikamenten wurde die größtmögliche Sorgfalt beachtet. Gleichwohl werden die Benutzer aufgefordert, die Beipackzettel und Fachinformationen der Hersteller zur Kontrolle heranzuziehen und im Zweifelsfall einen Spezialisten zu konsultieren. Fragliche Unstimmigkeiten sollten bitte im allgemeinen Interesse dem Verlag mitgeteilt werden. Der Benutzer selbst bleibt verantwortlich für jede diagnostische oder therapeutische Applikation, Medikation und Dosierung.
In diesem Buch sind eingetragene Warenzeichen (geschützte Warennamen) nicht besonders kenntlich gemacht. Es kann also aus dem Fehlen eines entsprechenden Hinweises nicht geschlossen werden, dass es sich um einen freien Warennamen handelt.

E-Mail: info@ schattauer.de
Internet: http://www.schattauer.de
Printed in Germany

Lektorat und redaktionelle Bearbeitung durch die Autorin
Umschlaggestaltung: Bernd Burkart, Stuttgart
Satz: Reproduktionsfertige Vorlagen von der Autorin
Druck und Einband: AZ Druck und Datentechnik GmbH, Heisinger Str. 14, 87437 Kempten/Allgäu
Gedruckt auf chlor- und säurefrei gebleichtem Papier.

ISBN 3-7945-2117-X

Geleitwort

„Unser ist: den Ausgang nicht zu wissen aus dem drinnen irrlichen Bezirk.“
(R. M. Rilke: An den Engel)

„Stille der Bilder. Du Sprache wo Sprachen enden,
Du Zeit, die senkrecht steht auf der Richtung vergehender Herzen ...“
(R. M. Rilke: An die Musik)

Bildnerisches Gestalten ist manchmal bereits schon dann möglich, wenn das Erleben des Individuums den Weg zur Sprache noch nicht gefunden hat. Es folgt – wie der Traum – anderen Gesetzlichkeiten als diejenigen seelischen Vorgänge, welche sich an der Sprache und deren Syntax orientieren. Beide schließen sich aber nicht gegenseitig aus, sondern ergänzen sich als unterschiedliche psychische Funktionsmodalitäten. (Bürgin D., 1978)

Dem Bild oder der Zeichnung eines Kindes kommt als Mittler innerhalb einer zwischenmenschlichen Beziehung vielfach eine symbolische und immer wieder auch eine sehr direkte kommunikative Bedeutung zu. Das visuelle Erzeugnis ermöglicht der bildschaffenden Person einerseits für ein Gegenüber in Erscheinung zu treten und andererseits im verletzlichsten Kern dennoch gleichzeitig geschützt zu bleiben.

Bilder oder Zeichnungen von Kindern als spezifische Form visueller Gestaltung öffnen den Betrachtern Türen zu etwas gemeinsam Geteiltem, zu spezifisch gestalteten, intimen Innenweltlichkeiten und zu verborgenen, aber anklingenden Gefühlen und Phantasmen; sie enthalten ein Staunen und ebenso einen Stolz auf die gelungene Gestaltung. Als spontane Schöpfungen verweisen sie stets auf einen Autor: wenn ich zeichne oder male, so bin ich.

Die potentiellen oder realen Betrachter ermutigen die zeichnenden oder malenden Kinder durch ihr schieres Vorhandensein zu dieser Form gestalteter „Äußerung“, die integrierende Kräfte freilegt. Die jeweils einzigartige Innenwelt eines Kindes oder Jugendlichen präsentiert sich dabei flaschenpostartig einer unbestimmten Außenwelt; aber die Kinder beobachten die Reaktionen und Veränderungen in der jeweiligen Innenwelt eines anderen bei dessen Betrachtung des Gemalten oder Gezeichneten oder sie stellen sich dessen emotionale Reaktion vor. Bei solchen gestalterischen Bewegungen in einem „virtuellen Übergangsraum“ vermag sowohl die Selbstvergewisserung der Existenz als eigene Person als auch das gleichzeitige In-Beziehung-Stehen zu einem Gegenüber zugleich möglich zu werden. (Bürgin D., Bürgin H.,1988)

Für Zeichnungen von lebensbedrohlich kranken Kindern gilt das oben Gesagte in ganz besonderer Weise. Sie geben Kunde aus einer janushaften Sphäre menschlichen Seins, von der zu hören oder zu sehen einem nicht als kindgemäß erscheint. Sie zeigen eine merkwürdige Eindringlichkeit, da sie uns – wie auch in den folgenden Zeilen von R. M. Rilke anklingend, der selbst an einer Leukämie erkrankte – kindlich mahnend an die eigene Sterblichkeit erinnern und die Dialektik von Leben und Sterben in Schwingung bringen.

„In dem Wiedersehn mit Kindheitsdingen lernen wir uns wiedersehn:
zwar wir wussten, dass die Jahre gingen
doch nun fühlen wir auch, wie wir gehn."
(R. M. Rilke: Für August und Hedda Sauer)

„Flugsand der Stunden. Leise fortwährende Schwindung
auch noch des glücklich gesegneten Baus.
Leben weht immer. Schon ragen ohne Verbindung
die nicht mehr tragenden Säulen heraus."
(R. M. Rilke: Vergänglichkeit)

Frau Westhoff hat in einer wissenschaftlichen Studie zum prospektiven Aussagewert von Zeichnungen krebskranker Kinder freie Wartezimmerzeichnungen (Einzelzeichnungen und Serien) von tumorkranken Kindern durch 4 bis 5 unabhängige „blinde" Experten nach vorgegebenen Kriterien einschätzen lassen. Die vorgenommenen Prognosebeurteilungen wurden miteinander, mit dieser der behandelnden Ärzte und mit dem aktuellen Zustand der Kinder zwei Jahre nach Beendigung der Zeichnungsstudie verglichen. Die Studie zeigt, dass ein methodischer, empirisch überprüfbarer Zugang zu Kinderzeichnungen dieser Art trotz eines hohen subjektiven Anteils der Betrachter möglich ist und eindrückliche Ergebnisse sowie Anstoß zu neuen Fragestellungen liefert.
Die Einschätzung der Lebensbedrohung, die in den Zeichnungen zum Ausdruck kam, enthielt das höchste Voraussagepotential. Der Autorin ist es – trotz und vielleicht auch wegen des spürbaren emotionalen Mitschwingens – gelungen, die Thematik außerordentlich differenziert, subtil und stringent anzugehen und ihre Ergebnisse in wissenschaftlich überzeugender und dennoch kritischer Art zu präsentieren. Sie hat damit, in einem existentiell zentralen Bereich zwischen Leben und Tod, einen richtungsweisenden Meilenstein im Grenzgebiet zwischen intuitiv-empathischem und empirisch-wissenschaftlichem Vorgehen gesetzt.

„Was bleibt? Nichts, als zu sein ...
Die Not kann aus mir Quellen schlagen,
und das Unsägliche wird aus mir schrein."
(R. M. Rilke, Für Lulu Albert-Lazard)

Basel, im Frühjahr 2001 — Dieter Bürgin

Bürgin D.: Das Kind, die lebensbedrohende Krankheit und der Tod. Huber, Bern 1978
Bürgin D., Bürgin H.: Vom Bild zur Sprache zum Bild. Forum für Kunsttherapie 1/2, 3–11, 1988

Dank

Ohne die Bereitschaft der Kinder, trotz schwierigster und belastender Situationen Zeichnungen anzufertigen und sie für diese Studie zur Verfügung zu stellen, wäre die vorliegende Arbeit nie möglich gewesen. Eltern und Kinder haben längere Wartezeiten, Verzögerungen im Ablauf der Kontrolluntersuchungen und damit Zusatzbelastungen auf sich genommen. Dafür gilt allen mein besonderer Dank.

Das onkologische Team des Kinderspitals Basel unter der damaligen Leitung von Herrn Dr. E. Signer sowie Herrn Prof. P. Imbach unterstützte diese Arbeit.
Schwester Rosmarie und Schwester Elena von der hämatologisch-onkologischen Poliklinik des Kinderspitals haben viel dazu beigetragen, dass die Kinder trotz der enormen Belastungssituation und der zeitlichen Einschränkungen in Ruhe zeichnen konnten. Sie leisteten ein grosses Mass an zusätzlicher Organisationsarbeit und standen Kindern und Eltern motivierend zur Seite.
Mein besonderer Dank gilt Herrn Dr. R. Glanzmann, welcher mir sowohl im medizinisch-fachlichen Bereich beratend zur Seite stand, als auch persönlich am Fortgang der Arbeit Anteil nahm.

Für alle mir zur Verfügung gestellten Daten danke ich Herrn lic. phil. M. Lori.

Herr Dipl.-Psych. R. Bischof war mir bei schwierigen statistischen Problemen ein hilfreicher und kompetenter Berater. Herr Dr. P. Gutzwiller sowie Herr Dr. O. Eich waren anregende und kritische Leser des Manuskripts.

Herr Prof. U. Rauchfleisch, Frau Dipl.-Psych. R. Rauchfleisch und Frau Dr. R. Luginbühl waren trotz grosser beruflicher Beanspruchung bereit, die Kinderzeichnungen im Sinne der vorliegenden Studie zu beurteilen. Sie taten dies mit viel Engagement und innerer Beteiligung.

Herr Prof. D. Bürgin ermöglichte diese Arbeit und begleitete anteilnehmend und unterstützend ihre Realisierung. In Phasen des Zweifels und der inneren Auseinandersetzung mit dem vorliegenden Thema fand ich hier nicht nur fachlichen Rat, sondern Verständnis und die Möglichkeit zur Diskussion.

Die Stiftung für Krebsbekämpfung ermöglichte durch einen grosszügigen finanziellen Beitrag die Publikation dieser Arbeit. Durch die freundliche Unterstützung des Schattauer Verlages konnte das Buch in dieser Form realisiert werden.

Allen Erwähnten möchte ich meinen Dank aussprechen.

Basel, im Frühjahr 2001 Kerstin Westhoff

Inhaltsverzeichnis

1. Einleitung

„Zwar gibt es kein Sehen ohne Denken.
Aber es genügt nicht, zu denken, um zu sehen.“
(Maurice Merlau-Ponty, in Dosse 1998)

Auf dem aktuellen Büchermarkt findet sich eine Fülle verschiedenster Publikationen über Kinderzeichnungen, deren Interpretation, Ästhetik und Entwicklung. Je nach Autor und Kontext mit unterschiedlichsten Ansprüchen und Schwerpunktsetzungen. Die durchaus etwas kritische Frage worauf genau sich das Interesse an diesem Thema letztlich richtet, scheint mir als einleitende Überlegung des vorliegenden Buches berechtigt. Sind es nicht eigentlich Fragen nach dem Woher und dem Wohin bezogen auf sich Selbst und das eigene Dasein? So verstanden würde die Kinderzeichnung nicht zuletzt auch eine Möglichkeit der Selbst–Erforschung und Seins–Betrachtung darstellen und damit nicht nur Kenntnis über den Anderen sondern sich Selbst ermöglichen. Bilder können uns in Bewegung bringen, sie können „wahrer“ sein als Fakten, auch verwirrender. Sie können aus einer unübersehbaren Fülle „Wesentliches“ zum Vorschein bringen oder auch Illusion sein. Bilder können fundamentale Verhältnisse der Wirklichkeit sinnlich erfahrbar machen und lassen sich nicht sauber kategorisiert in Theorien unterbringen. Sie leben „zwischen“ Aufteilungen in verschiedenen Gestalten mit sich verändernden Funktionen (Salber, W., 1999). Es stellt sich nun die Frage, ob mit den traditionellen Begriffen der Psychologie derartige Erfahrungen erfassbar werden. Zwar ist es heute allgemein anerkannt und akzeptiert, dass Kinderzeichnungen das intellektuelle Reifeniveau eines Kindes ausdrücken können. Vor allem die Bedeutung der Menschendarstellung wurde in diesem Zusammenhang von Goodenough (1926) als aussagekräftig für die Einschätzung der Intelligenz erkannt. Ganz anders hingegen stellt sich die Situation dar, wenn wir Zeichnungen als Ausdruck unbewusster Projektionen emotionaler Aspekte der kindlichen Persönlichkeit betrachten. Von den eher quantifizierend arbeitenden Psychologen wird die Verwendung von Zeichnungen als projektive Technik zumindest mit Skepsis betrachtet, da der subjektive Anteil des Betrachters eine praktisch nicht kontrollierbare Variable darstellt und sie die für Tests erforderlichen Standards nicht erbringen (DiLeo, 1992). Trotz dieser Vorbehalte werden Kinderzeichnungen (abgesehen vom psychotherapeutischen Kontext, in welchem sie einen festen Platz haben) von Klinikern sehr geschätzt, da sie eine Möglichkeit darstellen, Zugang zur inneren Welt des Kindes zu finden und damit in tiefen Kontakt zu treten, aber auch als Ausdruck seiner Selbst- und Fremdwahrnehmung. Traditionelle Begriffe der Psychologie haben den Anspruch überschaubar zu machen und zu vereinfachen: wir sehen, weil wir Wahrnehmung haben, wir verstehen, weil das Denken tätig wird, etwas geschieht, weil Motive oder Wille wirken, was unordentlich ist, hat mit Gefühl und Phantasie zu tun. Wir haben mit Reizen und Reaktionen zu tun, mit Sendern und Empfängern, mit unbewussten Impulsen und Ichtätigkeiten (Salber, W., 1999). In Wirklichkeit können diese Begriffe nichts überschaubarer machen, sondern sind einfache Modelle zu Prüfzwecken. Sie drohen jedoch angesichts komplexer Wirklichkeiten zu versagen. Unter dem Druck dieser Begriffe kann Psychologie auch langweilig werden. Worüber man sich wundern sollte, wird unterdrückt, was paradox, erstaunlich ist, wird verleugnet, auf Sehen im ganzen wird dabei verzichtet.

C.G. Jung war einer der ersten, welcher in Bildern nicht nur ihren therapeutischen, sondern auch ihren diagnostischen Wert erkannte. Er betrachtete sie als eine Art Ideogramme unbewusster psychischer Elemente, die sozusagen mit "nach Innen gewandtem" Auge wahrgenommen und z. B. im Medium des Bildes anschaulich gemacht wurden. Jung nannte diese Tätigkeit auch „aktive Imagination", da das Bewusstsein bis zu einem gewissen Grad aktiv beteiligt sein muss (Jacobi, 1969). Nach Jung sind es vor allem diese inneren Bilder, die Symbole und Träume, die uns über den bewussten Anteil an unserem Leben hinaus eine Ahnung vermitteln über das, was jenseits unseres Tagesbewusstseins in uns ruht. Also Bilder als ein „Königsweg", Seelisches zu begreifen?

Einzelne Autoren, z. B. Bach (1995), gehen davon aus, dass in Grenzsituationen, wie sie eine lebensbedrohende Krankheit darstellt, durch die Beurteilung von Zeichnungen, Aussagen über den Krankheitsverlauf eines Patienten gemacht werden können. Bürgin (1978) beschrieb in seiner intensiven Auseinandersetzung mit Zeichnungen lebensbedrohlich erkrankter Kinder ebenfalls sehr eindrückliche Bilder, deren verblüffend präziser prognostischer Gehalt den Betrachter erschüttert. Diese Beurteilung setzt allerdings neben einer intuitiven Begabung viel Erfahrung voraus. Soll nun jedoch der Verlässlichkeitsgrad dieser eindrücklichen Fallbeispiele nach wissenschaftlichen Kriterien korrekt untersucht werden, sieht man sich schnell mit enormen methodischen Problemen konfrontiert. Bilder erproben die Begrenztheiten wissenschaftlicher psychologischer Systeme: kommt diese oder jene Theorie vom Seelischen überhaupt mit Bildern zurande? Können sie sagen, wie man Bilder „lesen" kann, was man ihnen ansieht, welche Funktionen sie haben? (Salber, W., 1999). Die Frage nach zusammenhängenden Erklärungen steht im Mittelpunkt wissenschaftlichen Interesses. Wenn die Psychologie von dem ausgehen will, was zu sehen und zu erleben ist – auch wenn es noch so verwirrend anmutet – dann muss sie Zwiespältiges und Übergänge anerkennen. „Denn wir sehen Verwandlungen, Hin und Her, Doppelsinniges, Wirkungszusammenhänge... In diesen seltsamen Bewegungen spielen sich die Geschichten unserer Begeisterung ab, die Bedeutungen und das Spiel der Bilder. Das hat seinen eigenen Sinn, den wir erfahren wollen – er darf nicht untergehen in Säuberungen, die uns einfache und reine Elemente von Zusammenhängen zu bescheren suchen" (Salber, W., 1999, 12).

Das Verständnis von Bildern als einer phantastischen Realität und der Versuch diese zu erschliessen ist Ausgangspunkt der vorliegenden Arbeit. Mit aller Vorsicht soll der Versuch unternommen werden, zu prüfen, ob neben dem intuitiv–analytischen Zugang, objektive und verlässliche Kriterien zur Beurteilung des prognostischen Aussagewertes der vorliegenden Kinderzeichnungen krebskranker Kinder existieren. Diese Fragestellung schliesst neben Problemen wie der Suche nach einem geeigneten Messinstrument (z. B. Fragebögen), der Methodik und statistischen Problemen auch grundsätzliche philosophische und ethische Fragen ein, da wir uns hier mit Kinderzeichnungen in einem speziellen Kontext zu beschäftigen haben. Es geht um Zeichnungen krebskranker Kinder und damit wird die Auseinandersetzung mit dem Thema Tod einen zentralen Stellenwert einnehmen. Im Bemühen, dem Thema weitgehend gerecht zu werden, soll der empirische Teil der vorliegenden Arbeit in einen geisteswissenschaftlich–philosophischen Teil eingebettet werden. Ohne diese Einbettung würde die Darstellung des empirischen Teils lediglich ein Schema darstellen und so die Gefahr einer reduktionistischen Sichtweise in sich tragen. Wir würden uns damit in die Position eines Menschen begeben, der bestrebt ist, seinem Blick eine unangreifbare, scheinbar bruchlose und damit fast zynische Gewissheit zu geben (Didi–Hubermann, G., 1999). Sloterdijk bemerkte ziemlich drastisch: „Wem es darum zu tun ist, routiniert über den ontologischen Ernst menschlicher Erkenntnismöglichkeiten hinwegzugleiten, wird sich im Flachwasser der institutionalisierten exakten Psychologie zufrieden tummeln“ (Sloterdijk, 1993, 268). Damit befinden wir uns in einem Dilemma: einerseits droht die Gefahr in besagtes Flachwasser zu geraten, andererseits die Postition des „bloss“ gläubigen Sehens. Die beiden Sichtweisen „er sah und glaubte“ und „ich sehe das, was ich sehe, und ich gebe mich damit zufrieden“ (Didi–Hubermann, G., 1999) scheinen zunächst unvereinbar. Eine Möglichkeit dieses Dilemma zu überwinden, bietet eine dialektische Sichtweise. Dieses bewegliche System schien mir der einzig gangbare Weg, Zugang zum vorliegenden Thema zu finden. Im Versuch empirisches Vorgehen mit intuitiv–analytischer Betrachtungsweise in einer Arbeit wie dieser nebeneinanderzustellen, liegt die Möglichkeit, sowohl die Grenzen als auch die Chancen beider Wege zu erfassen und sich von einem Ausschliesslichkeitsdenken mit Absolutheits– und Wahrheitsansprüchen zu distanzieren.

Bevor ich meinen Leserinnen und Lesern mit der vorliegenden Arbeit eine Auswahl von Kinderzeichnungen vorstelle, soll mit folgenden Bemerkungen meine Grundhaltung und damit der Kontext in welchem diese Arbeit geschrieben wurde, transparent werden. Zunächst ist eine Interpretation kein vom Sehen getrenntes Denken (Boehm, 1995) und sie hat immer verschiedene Dimensionen, nicht zuletzt auch die eigene, biographische. Das führt uns zum Problem des **kontextabhängigen** Sehens, denn Beobachtungen und Interpretationen kommen nicht zustande, ohne dass etwas von der Persönlichkeit des jeweiligen Betrachters einfliessen würde. Aussagen werden immer in einem bestimmten Kontext gemacht. Ein Wissenschaftsglaube, welcher von der Möglichkeit einer immer fortschreitenden Eliminierung des „Beobachterbeitrags“ ausgeht, bis schliesslich die nackte, rohe Tatsache erreicht wird, wäre naiv. Die Beschränkung experimenteller Methoden liegt genau darin, den Menschen als ein „Objekt „ zu verstehen, das auf Gesetzmässigkeiten hin untersucht werden kann wie andere Dinge in der Welt (Bittner, 1998). Der methodische Ansatz in der Psychologie wird von der Rollenkonstellation Versuchsperson – Versuchsleiter bestimmt. Darin enthalten ist die Vorstellung, dass ein Versuchsleiter sich als verstehendes, forschendes Subjekt begreift und dass er aus dieser Position einem anderen Menschen als zu erforschendes Objekt begegnet. Diese Rollenverteilung impliziert eine spezielle asymmetrische Beziehung und hier droht die von Merlau–Ponty beschriebene **Gefahr, mit den Dingen umzugehen ohne sich auf sie einzulassen.** Auf diese Weise wird menschliches Verhalten interpretiert als etwas, das sich als Subjekt–Objektbeziehung verstehen liesse. „Die Wissenschaft geht mit den Dingen um, ohne sich auf sie einzulassen. Sie macht sich eigene Modelle von ihnen, nimmt nach diesen Indizes oder Variablen die durch ihre Definition ermöglichten Umformungen vor und dringt dabei nur hin und wieder zur wirklichen Welt durch. Sie ist und war stets ein erstaunlich aktives, einfallsreiches und unbefangenes Denken, eine Entschlossenheit, jedes Seiende als Objekt schlechthin zu behandeln, das heisst, gleichzeitig so, als wenn es für uns nichts bedeutete und dennoch für unsere Manipulationen prädestiniert wäre... als wäre alles, was war und ist, nur für das Labor bestimmt." (Merlau–Ponty, 1984, 13). Hermeneutische Psychologie dagegen hat ihren Gegenstand in der unendlichen Kette menschlicher Selbstauslegungen (Bittner, 1998). Die experimentelle Psychologie und zu Beginn auch die Psychoanalyse sind mit dem Anspruch aufgetreten, Allgemeingültiges über den Menschen auszusagen. „All solche Aussagen, die das Sein des Menschen ein für allemal und sozusagen naturgesetzlich bestimmen wollen, sind notwendig falsch. Das einzige, was man über den Menschen allgemeingültig aussagen kann, ist paradoxerweise dies, dass keine Aussage über Menschliches Allgemeingültigkeit beanspruchen kann" (Bittner, 1998, 66). Wissenschaft, die sich mit menschlichem Verhalten befasst, bleibt zwangsläufig immer „grobkörnig". Sie versucht dabei, ein Gesamtbild zu erfassen oder zu entwerfen. Die vorliegenden Kinderzeichnungen sind nun jedoch ganz individuelle, ganz persönliche Äusserungen, welche die Handschrift, die Art der Auseinandersetzung, die Situation und die Möglichkeiten der kleinen Zeichner widerspiegeln. In diesem Sinne sind sie „feinkörnig" und interstitiell, das heisst, sie erfassen auch Zwischenräume und –töne. Ein nicht zu unterschätzender, wichtiger Aspekt ist dabei das „dialogische Geschehen" (hier zwischen Kind und Psychologen) in welchem diese Bilder entstanden. „Der dynamische Beziehungsdialog umfasst, neben den beiden Partnern, auch einen virtuellen Raum, in welchem die direkten oder symbolischen Übermittlungen von bewusster oder unbewusster Bedeutung erfolgen. Dieser virtuelle Erlebnisraum liegt zwischen Phantasie und Realität, **wird von beiden beteiligten Partnern miterschaffen** und findet spezifische Ausgestaltungen..." (Bürgin, 1987, IV, 1). Eine hermeneutische Psychologie hat es nach ihrem Verständnis, (im Gegensatz zur oben erwähnten experimentellen Methode), mit Personen und ihren Lebensäusserungen zu tun, nicht zuletzt natürlich mit der Person des verstehenden Psychologen selbst. „Das Verstehen des Fremden tastet sich an dem entlang, was ich von mir selber kenne, Verstehen geht den Weg über das Nacherleben, das Sich–hinein–Versetzen in den anderen, das Wiederfinden des Eigenen im Fremden" (Bittner, 1998, 63). Damit **kann** das Eigene zu einer *Verstehensbrücke* zum Anderen werden, aber auch zu einer Gefahr, wenn ich im Fremden ausschliesslich nur das Eigene sehe. „Verstehen, ... ist offenbar ein hochkomplexes Geschehen, bei dem der Rekurs auf das, was ich von mir selber kenne, ebenso bedeutsam ist wie die Bereitschaft, sich befremden zu lassen, d.h. wahrzunehmen, was ich von mir selber nicht kenne." (Bittner, 1998, 62). Wenn in dieser Arbeit der Versuch unternommen wird, sich von verschiedenen Blickpunkten und Zugangsweisen (also intuitiv–analytischen wie auch empirischen) den vorliegenden Kinderbildern zu nähern, dann nicht, um eine Weise des Verstehens gegen die andere abzuwägen und zu bewerten, sondern, um durch grösstmögliche Offenheit Annäherung zu erreichen.

An dieser Stelle soll die grundsätzliche Frage, was nun letztlich eine akzeptable von einer inakzeptablen Interpretation unterscheidet kurz diskutiert werden „Die **akzeptable Interpretation** unterscheidet sich von der beliebigen Projektion oder Assoziation dadurch, dass der in ihr angewandte Kontext gebildet worden ist durch Erkenntnisse des ästhetischen Materials, die prinzipiell **allen zugänglich** sind, und dass der **Kontext korrigierbar bleibt** durch weitere solche Erkenntnisse" (Sample, C.,1995, 218). Eine Interpretation wäre nach Sample also dann gültig, wenn es für jeden kompetenten Zuhörer prinzipiell möglich ist, den Prozess der Wahrnehmung und der Begriffsanwendung so zu rekonstruieren, dass auch er zu der jeweils beschriebenen Erfahrung und Interpretation kommen kann. Ausschlaggebendes Kriterium wäre also die **Nachvollziehbarkeit**. Versteht man den Prozess der Interpretation auf diese Weise, so ist er letztlich eine Hin–und–her–Bewegung zwischen gestaltverleihenden Ideen, Begriffskontexten und den feststellbaren Eigenschaften eines Bildes (Sample, C., 1995). Jedes Verständnis, jede Interpretation eines komplexen Werkes oder einer komplexen Wahrnehmungssituation wird natürlich immer einen Rest an Material, an **Potentialiät**, hinterlassen. Dieser „Überschuss" lässt weitere Interpretationen, weitere Möglichkeiten zu, so dass jedes Ende im Prozess einer Interpretation immer nur ein vorläufiges ist. Merlau–Ponty drückte es so aus: „... ein jeder Aspekt des Dinges, der in unsere Wahrnehmung fällt, bleibt eine Einladung, noch über ihn hinaus wahrzunehmen, und ein blosser momentaner **Anhaltspunkt** im Prozess des Wahrnehmens" (Merlau–Ponty, 1974, 273). Mit meinen eigenen Assoziationen zu den hier vorgestellten Kinderzeichnungen, sollen das Sehen und die damit verbundenen Einfälle und Eindrücke der Leserinnen und Leser keinesfalls eingeschränkt werden. Der hier vorgestellte Zugang soll als *ein* möglicher verstanden werden. Inwieweit sich nun die hier vorliegenden Bilder in ein Gesamtkonzept und ein allgemeines Verständnis von Kinderzeichnungen krebskranker Kinder einordnen lassen, soll ein Teil der uns interessierenden Fragestellungen sein. Implizit enthalten in dieser Fragestellung ist die Auffassung, dass es prinzipiell möglich ist zu dem oben beschriebenen gemeinsamen virtuellen Erlebnisraum Zugang zu finden, dass also Bedeutungen nicht ausschliesslich Bedeutungen für den Einzelnen sind und sich unter „günstigen" Bedingungen erschliessen lassen. Es wird interessant sein, über diese Bedingungen weiter nachzudenken. Bilder erwachsen der individuellen Vorstellungskraft und berühren dabei doch Universelles. „Fast alle geschichtlichen Kulturen, und die anderen auch, haben ihren Dialog mit dem Unerkennbaren geführt. ... Es geht nicht darum, sich für das Unerkennbare zu entscheiden, sondern es **abzugrenzen**. Das ist unsere Forderung **an einige Wacht– und Ausblickpunkte der Erkenntnis;**" (Malraux, A., 1975, 238) [Hervorhebungen v. Verf.]. Die Art und Weise der Betrachtung und des Verständnisses der vorliegenden Kinderzeichnungen sollen als ein solcher *Wacht – und Ausblickspunkt der Erkenntnis* verstanden werden und zur Diskussion herausfordern.

1.1 Krebserkrankungen im Kindes– und Jugendalter

Unter dem Begriff „Krebs" wird eine Gruppe von Erkrankungen mit unterschiedlichen Krankheitsbildern, Prognosen und Therapiemöglichkeiten zusammengefasst. „Krebs" bezieht sich auf einen Prozess im Körper, in dem eine Zelle oder Zellgruppe die Fähigkeit entwickelt hat, auf anormale und unkontrollierte Art zu wachsen.

Die anormalen, histologisch vom Muttergewebe abweichenden Zellen wachsen sehr rasch und zerstören dabei die Grenzen zum umliegenden Gewebe, indem sie in dieses eindringen. Dadurch kommt es zu schweren Schädigungen. Oft findet ausserdem eine Metastasierung statt, d.h. die kranken Zellen gelangen mit dem Blut oder über andere Wege in verschiedene Teile des Körpers. Aus diesem Grund ist Krebs eine Erkrankung des gesamten Organismus. Zwischen Krebserkrankungen im Kindesalter und im Erwachsenenalter gibt es allerdings deutliche biologische Unterschiede. Während bei älteren Menschen die malignen Tumore von Oberflächengeweben (Karzinome) überwiegen, sind im Kindes– und Jugendalter Erkrankungen des Blutes, der Lymphknoten und der sogenannten „embryonalen Tumore" vorherrschend. Dabei sind fast die Hälfte der kindlichen malignen Tumore Leukämien und Lymphknotenkrebse, ein Fünftel sind Hirntumore und 30% der Erkrankungen sind Geschwülste der embryonalen Gewebe (Petermann, 1988, 11). 110–120 pro Million 0–15 jähriger Kinder erkranken jährlich an einem malignen Tumor (Imbach, 1987, 1). Da der Verlauf der Krebserkrankung bei Kindern erheblich schneller als bei Erwachsenen ist, und zudem keine Frühstadien bekannt sind, ist eine Früherkennung hier oft nicht möglich. Momentan ist ein Wendepunkt in der Behandlung krebskranker Kinder insofern erreicht, als Grund zur Hoffnung besteht, mehr als die Hälfte dieser Kinder heilen zu können, so dass sie ein normales Leben führen können. (Von Heilung spricht man, wenn das Kind 5–10 Jahre nach Krankheitsbeginn keine Krankheitssymptome mehr zeigt). Dennoch muss man sich der Tatsache stellen, dass Kinder mit dem Krebs leben und auch daran sterben werden. Trotz eindrücklicher Fortschritte in Therapie, Diagnostik und Betreuung bildet Krebs die zur Zeit zweithäufigste Todesursache im Kindesalter (Imbach, 1987, 1). Je nach Art der Krebserkrankung ist die Prognose hinsichtlich des Krankheitsverlaufs sehr unterschiedlich. Trotzdem ist nicht nur bei den Leukämien, sondern auch bei den meisten anderen malignen Tumoren das Ziel der Behandlung nicht mehr die begrenzte Lebensverlängerung, sondern die endgültige Heilung mit einer normalen Lebenserwartung. Jedoch bleibt selbst bei Kindern, die auf eine Behandlung gut ansprechen und bei denen medizinisch die Zellbildung wieder vollkommen gesund und normal erfolgt, bei der Familie die psychische Anspannung und Angst vor dem Rückfall über viele Jahre bestehen. Familien, deren Kinder trotz aller Therapie sterben, durchleben – anders als noch vor Jahrzehnten – abwechselnd Zeiten von Hoffnung und Resignation, Zuversicht und Abschied. An Stelle des früheren Leids der Gewissheit über den fatalen Verlauf der Krankheit ist heute die Qual der jahrelangen Ungewissheit über die Prognose getreten. Nicht zuletzt stellt auch die strapaziöse Therapie selbst nicht nur für das Kind und seine Familie, sondern auch für die behandelnden Ärzte und Schwestern eine grosse emotionale Beanspruchung dar. Die Krebstherapie ist eine der schwierigsten medizinischen Behandlungsformen, an der Spezialisten verschiedenster Fachgebiete beteiligt sind. Bei den meisten Tumoren kommen chirurgische Massnahmen, Strahlentherapie und Chemotherapie neben– oder hintereinander zur Anwendung. Die hohen Heilungschancen müssen von den betroffenen Kindern und ihren Eltern hart erkauft werden. Die Kinder sind durch akute Nebenwirkungen der Therapie (Übelkeit, Erbrechen, vorübergehender Haarausfall, Entzündungen der Schleimhäute, infektiöse Komplikationen durch Herabsetzung der Immunabwehr) und durch dauernde Injektionen, Infusionen und andere

Eingriffe, enormen somatischen und psychischen Belastungen ausgesetzt. Eine Krebsdiagnose verlangt das Äusserste vom kranken Kind wie auch von seinen Eltern. Es ist schwer, die Behandlung, den Schmerz, die Angst, die Hospitalisationen, die häufigen Besuche in der Klinik, die möglichen finanziellen Probleme und das Zusammenbrechen des Familienlebens zu akzeptieren, **ohne** Sicherheit und Gewissheit, dass die Krankheit letztlich besiegt wird.

1.2 Probleme von Familien krebskranker Kinder im Spiegel verschiedener Untersuchungen

Wohl kaum eine andere Situation bedroht eine Familie in ihrem Selbstverständnis so sehr, wie die drohende Gefahr für das Leben des Kindes. Wird die Krebserkrankung des Kindes zur Gewissheit, beginnt eine Phase schwerster seelischer Belastung und Bedrückung, ein Gefordertsein im tiefsten menschlichen Wesen, eine Selbst– und Partnererfahrung in bezug auf bisher vielleicht noch nicht in diesem Ausmass erprobte Tragfähigkeit, Geduld und echtes Liebesvermögen. Die Familie ist jedoch nicht nur von den existentiellen Sorgen und Nöten des Kindes stark betroffen, sondern sie wird durch den Krankheitsausbruch auch in ihren eigenen Bedürfnissen eingeschränkt. So sind es zum einen die äusseren, konkreten Anforderungen in der Alltagsbewältigung und die durch den Krankenhausaufenthalt bedingten Umstellungen, welche einen breiten Raum einnehmen, aber vor allem natürlich die existentielle Auseinandersetzung mit Krankheit und Tod. Auch wenn der Krankheitsverlauf von Kind zu Kind unterschiedlich ist, gibt es doch typische Phasen im Verarbeitungsprozess der Eltern. Petermann & Bode (1986) beschrieben in einer retrospektiven Studie an 30 Kindern und deren Familien die psychosozialen Auswirkungen, unabhängig von der medizinischen Diagnose, dem Verlauf, dem Erkrankungsalter und der Krankheitsdauer. Die verschiedenen Stadien von der Diagnoseeröffnung über die Behandlungsphase, der Remissionsphase, bis hin zu einem eventuellen Rezidiv, können zu ganz unterschiedlichen Reaktionen führen und erfordern entsprechend unterschiedliche Verarbeitungsstrategien. Die Krisentheorien liefern uns theoretische Konzepte zum Verständnis dieser Situationen (z. B. Caplan, 1963, Cullberg, 1978, Lindemann, 1944, – um nur einige Vertreter der Krisenforschung zu nennen). Die Krebserkrankung eines Kindes ist jedoch nicht eine einzelne Krisensituation, sondern eine ganze Krisen**serie** und beschränkt damit auch den Wert einer Krisentheorie. Wir haben es hier mit einer durchgängigen Belastungssituation der ganzen Familie und des Kindes zu tun. Bammer spricht in diesem Zusammenhang vom „vorgreifenden Trauern" und „vorgreifendem Kummer" (Bammer, 1984, 20). Statt sich lediglich mit einzelnen Vorfällen oder Krisen zu beschäftigen, spiegeln diese Begriffe die langdauernde Belastung des Kindes und der Familie wider. Das Leben der ganzen Familie wird aus seinen normalen Zusammenhängen gerissen. Viele Familien beschreiben diese Situation, indem sie von einem Leben *vor* der Krankheit und einem Leben *nach* der Krankheit sprechen. Die Eltern werden mit einer neuen Realität konfrontiert, mit neuen Definitionen von sich selbst und von anderen. Schliesslich wird auch klar, dass ein langer und schwieriger Kampf angefangen hat. Selbst bei Hoffnung auf einen guten Ausgang und dadurch vielleicht einer schnelleren Rückkehr ins normale Leben, wird dieses nie mehr so sein, wie früher.

Nach Shapiro (1986) haben Eltern eines krebskranken Kindes folgende Probleme zu bewältigen:

1. Sie müssen lernen, was eine Krebserkrankung ist (intellektuelle Aufgabe)
2. Sie müssen mit Gefühlen von Schock, Unglauben und Angst umgehen (persönliche Aufgabe)
3. Sie müssen dem Partner und anderen Familienangehörigen Unterstützung geben, aber auch selbst Hilfe annehmen können (interpersonelle Aufgabe)
4. Sie müssen eine „angemessene" Behandlung unter verschiedenen möglichen identifizieren können (Informationsaufgabe)
5. Sie müssen die Diagnose anderen mitteilen (sozialintegrative Aufgabe)

Diese Auflistung stellt nur eine Auswahl der zu bewältigenden Probleme dar, macht aber den Umfang und das Ausmass der Belastung deutlich. Aus einer Studie von Kaplan (1978, in: Lamri – Zeggar, 1991, 42), in der 40 Familien, welche ein Kind durch Leukämie verloren hatten, hinsichtlich ihrer psychischen Reaktionen untersucht wurden, geht hervor, dass 95% der Angehörigen andere gesundheitliche Probleme hatten. 75% der Geschwister hatten Schulprobleme oder zeigten Störungen im Eltern–Kind Kontakt. 70% aller Eltern hatten Partnerprobleme, 40% der Eltern tranken häufig Alkohol, 75% der Familienmitglieder mussten psychiatrische Hilfe in Anspruch nehmen und 43% der Mütter hatten Probleme, ihren Haushalt weiterzuführen. Nach einer Studie von Cook (1984, in: Lamri – Zeggar, 1991, 42) waren die schwerwiegendsten Probleme für Mütter und Väter, die Schmerzen des Kindes zu bewältigen, den Tod des Kindes zu antizipieren, sich Sorgen um die Finanzen zu machen, sich über die Reaktionen anderer Familienmitglieder zu beunruhigen. Für die Mütter waren folgende Probleme signifikant schwieriger als für Väter: Hilflosigkeit, Verlust des Vertrauens in die Fähigkeit, eine gute Mutter zu sein, finanzielle Schwierigkeiten, von anderen gemieden zu werden, sich vom Ehepartner weg zu entwickeln und Angst, den Tod des Kindes nicht bewältigen zu können. Die Väter hatten mit zwei Problemen mehr Schwierigkeiten: Mit dem Gefühl, vom Leben des Kindes ausgeschlossen zu sein und sich Sorgen zu machen, dass der Ehepartner sich zu stark um das Kind kümmert (Lamri – Zeggar, P., 1991, 69).

1.3 Die Auseinandersetzung des Kindes mit seiner Krankheit

„Vergangene Zeit und künftige Zeit,
Was hätte sein können und was gewesen ist
Weisen auf ein Ende, das stets gegenwärtig ist.“

(T. S. Eliot: Vier Quartette)

Mit der Diagnose Krebs und den daraus resultierenden plötzlich veränderten Lebensbedingungen, kommt es sowohl in der Familie als auch beim Kind zu tiefen seelischen Veränderungen. Bürgin & Di Gallo (1998) beschrieben Reaktionen und unterschiedliche Bewältigungsversuche der erkrankten Kinder, die sich je nach Alter und Persönlichkeitsstruktur des Kindes auf unterschiedliche Weise darstellen können: Ausgelöst durch das „Wissen“ um die Krankheit (Bürgin, D., & Di Gallo, A., 1998), zeigen schwer kranke Kinder häufig eine starke und oft vorzeitige Beschäftigung mit Vorstellungen und Gefühlen in bezug auf Krankheit, Leben und Tod. Eine Krankheit, die solch heftige Reaktionen der Angst und Sorge in der Umgebung des Kindes auszulösen imstande ist, muss äusserst bedrohlich sein. Besonders die Leukämie bekommt, ihrer Unfassbarkeit wegen, einen unheimlichen Charakter. Viele der hier vorgestellten Zeichnungen lassen das Erleben dieser Bedrohung auf eindrücklichste Weise spürbar werden. **Matti**, ein zum Zeitpunkt der Studie knapp 10 jähriger Junge, zeichnete folgendes Bild. Die Diagnose Leukämie wurde bei ihm im Alter von 9 Jahren gestellt. Nach einer Behandlungszeit von zwei Jahren, nach dem zweiten Rezidiv verstarb Matti kurz nach seinem 11. Geburtstag, also im 12. Lebensjahr.

Bild 1, Matti

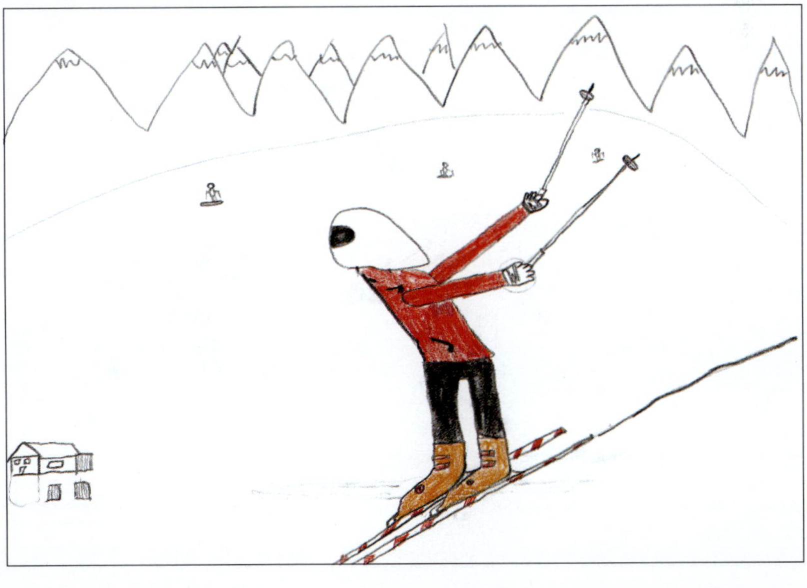

Auf der Zeichnung sehen wir einen Skifahrer. Er fährt bergab einen Hügel hinunter ins Tal. Bei genauerem Hinsehen zeigt sich, dass lediglich der linke Ski eine Spur hinterlässt, der andere in der Luft zu schweben scheint. Die Fahrtrichtung weist von rechts nach links im Bild. Die Ausrichtung der Bewegung nach links weckt Assoziationen im Sinne einer „bergab“–führenden Tendenz in Unbekanntes, Dunkles, Zweifelhaftes. Verstärkt wird dieser Eindruck durch das ganz unheimlich erscheinende schwarze Gesicht hinter dem Sichtfenster des Schutzhelmes. Der Junge ist allein auf dieser Fahrt. Ein kleines Haus ist weit entfernt und ebenso fern und winzig können wir drei weitere Skifahrer erkennen. Die 12 Berge am Horizont entsprechen der Anzahl seiner Lebensjahre. Denkt man sich eine imaginäre Linie als Verlängerung vom Rumpf und zählen wir die Berge, an welchen der Junge bereits vorübergefahren ist, kommen wir auf die Zahl 9. In diesem Lebensjahr wurde die Diagnose gestellt. Wir könnten diese Übereinstimmung, wie Susan Bach, im Sinne eines vorausahnenden inneren Wissens verstehen. Letztlich ist auch dieses Verständnis der Zeichnung nur eine Möglichkeit unter anderen. Hansjörg Wagner schreibt in „Dualismus und Einheit“: „Im Menschen selbst liegt der Grund, durch den die Welt in allem, wodurch er sie erfährt, zum Symbol wird. Er wird die Kette der Ereignisse, den fortgesetzten Wechsel der Erscheinungen nicht durch Vernunft zur Einheit fügen, sondern durch seinen Tod, mit dem er sich selbst dem Prinzip der Ganzheit unterwirft“ (H.Wagner, 1996, 103). Jedes Bild hat seine ganz eigene Gültigkeit unabhängig vom Verständnis des Betrachters. Bei Goethes Wilhelm Meister heisst es treffend: „... dass die Summe unserer Existenz durch Vernunft dividiert, niemals ganz aufgehe, sondern dass immer ein wunderlicher Bruch übrigbleibe...“
Folgende Bilderserie zeichnete der 9–jährige, an Leukämie erkrankte **Tim**. Eindrücklich ist das immer wiederkehrende und unterschiedlich gestaltete Fischmotiv.

Bild 1, Tim

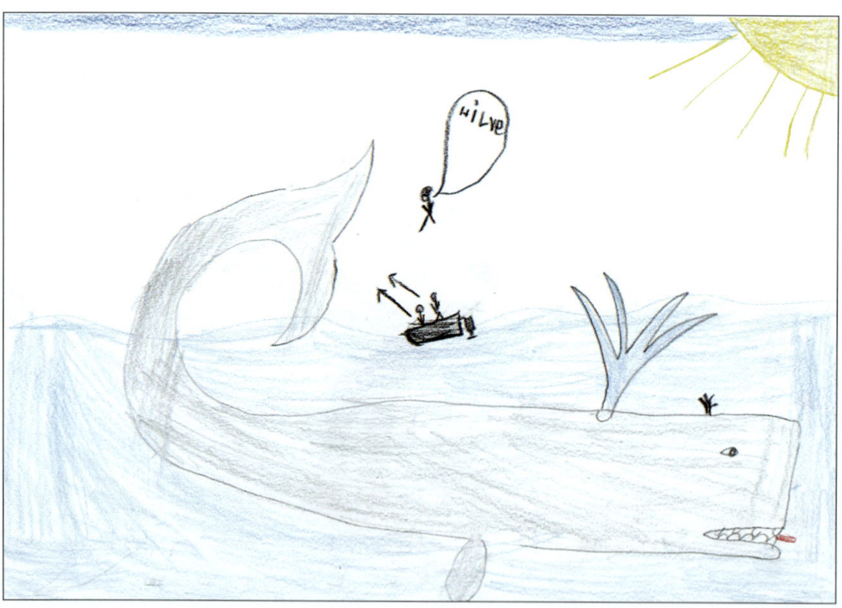

Das erste Bild von Tims Zeichnungsserie zeigt ein kleines Schiff. Ein riesiger Wal bringt das Boot fast zum kentern. Eine Figur (der Junge selbst?) wird hoch in die Luft aus dem Boot geschleudert und ruft um Hilfe. Verzweifelt kämpfen zwei Menschen im Boot gegen das Unheil. Der Junge befindet sich in einer akut lebensbedrohenden Situation. Die Diagnose Leukämie riss ihn jäh aus seinem Alltag, aus seiner familiären Geborgenheit, aus seiner Unbeschwertheit und konfrontierte ihn mit Gefühlen der Einsamkeit, des Getrenntseins von seinen Eltern und Freunden sowie mit enormer Angst.

Im zweiten Bild hebt ein Wal das Schiff hoch hinauf in eine atemberaubend gefährliche Höhe, macht es zu seinem Spielball. Die ganze Angst, die Ungewissheit der Situation kumuliert. Was wird geschehen?

Bild 2, Tim

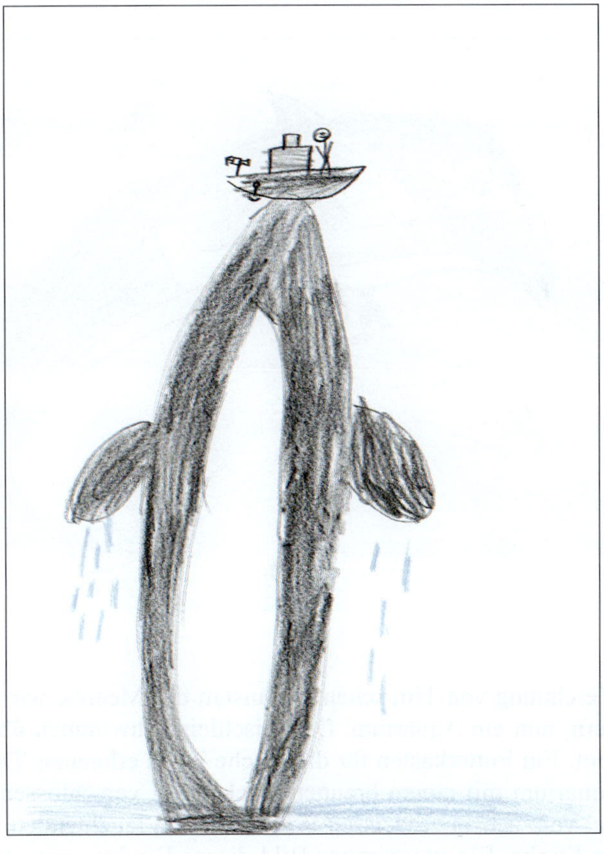

Symbole können oft einen positiven, günstigen oder einen negativen Sinn haben. Dieser ambivalente Aspekt wird in der Zeichnungsserie von Tim besonders eindrucksvoll gestaltet.

Im dritten Bild dieser Serie sehen wir nochmals diesen riesigen Wal. Jetzt jedoch ändert sich die Atmosphäre des Bildes. Das Tier springt kraftvoll aus dem Wasser. Sein Körper spannt einen Bogen über den Berg auf dessen höchstem Punkt der Junge steht und mit seinen ausgestreckten Armen den Bauch des Wals berührt. Lag die Betonung in den vorherigen Bildern mehr auf dem verschlingenden Aspekt des Fisches, seiner Gefährlichkeit, der Angst vor der Wassertiefe, dem Ausgeliefert–Sein, der Einsamkeit und dem drohenden Tod, so scheint in diesem Bild die magische Autorität des Wals, seine Weisheit und Schönheit im Vordergrund zu stehen. Der Berg erscheint wie eine magische Stätte der Verwandlung. Neben der Möglichkeit dieser sehr positiven Deutung des Bildes soll der bedrohliche Aspekt jedoch nicht übersehen werden. Immerhin kann die Grösse des Wals und sein Sprung aus dem Wasser über den Jungen hinweg auch als grundsätzlich gefährlich und lebensbedrohend erlebt werden.

Bild 3, Tim

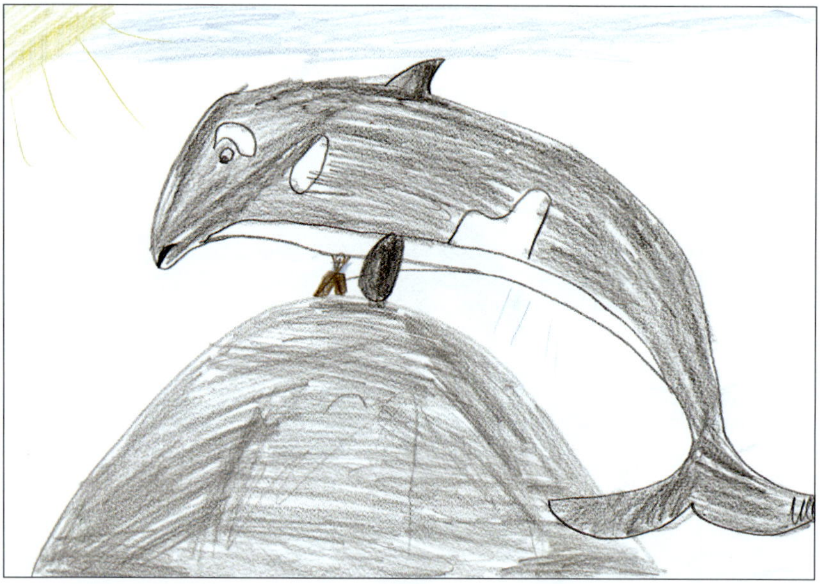

In der letzten Zeichnung von Tim sehen wir anstatt des Meeres, wie in den vorangegangenen Bildern, nun ein Aquarium. Drei Fischlein schwimmen über einem untergegangenen Boot. Ein Futterkasten für die Fische ist zu erkennen. Der kleine Zeichner hat sein Aquarium mit einem braunen Deckel fest verschlossen. Auffallend ist der Farbwechsel vom schwarz–weissen Wal zu diesem leuchtenden, lebendigen Rot der drei kleinen Fische. Ein grossartiges Bild dieses Kindes, seine furchtbare Angst zu bewältigen und sich von den Gefühlen der Ohnmacht und des Ausgeliefertseins zu distanzieren. Das Bewusstsein der Bedrohung lebt durchaus weiter, jedoch nicht mehr in einem alles beherrschenden Ausmass mit der Gefahr des Verschlungenwerdens und des Unterganges. Tim befindet sich heute in Remission.

Bild 4, Tim

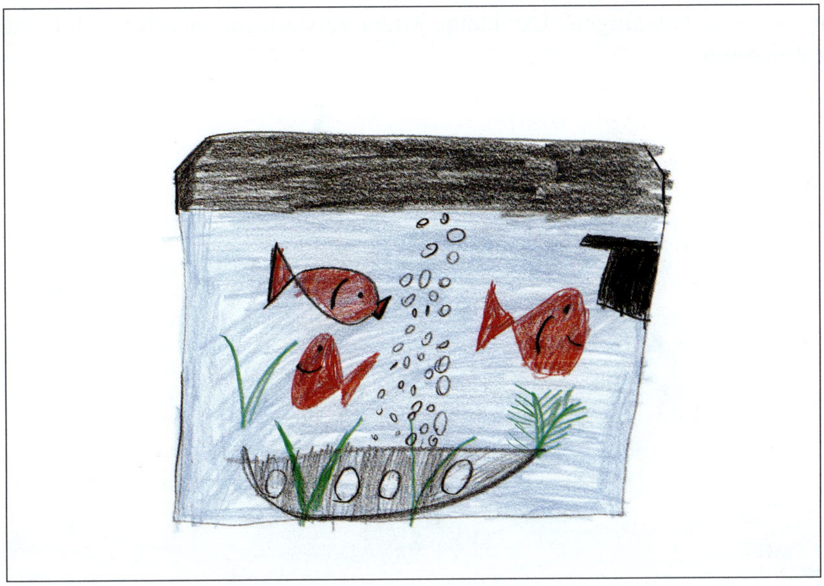

Angst mobilisiert, entsprechend dem Alter des Kindes und seiner Persönlichkeitsstruktur, seelische Notfallmechanismen, welche der Anpassung und Bewältigung des schlimmen Zustandes dienen sollen. Bürgin (1978) beschreibt folgende altersabhängige Verhaltensveränderungen:

- Das Kleinkind (0–3 Jahre) reagiert häufig mit Passivität, emotionalem Rückzug bis hin zum Kontaktabbruch. Es regrediert in seinem Verhalten und verliert unter Umständen bereits erworbene motorische oder sprachliche Fähigkeiten.
- Das Kind im Vorschulalter reagiert auf seinen veränderten Gesundheitszustand mit grosser Angst. Seine Frustrationstoleranz verringert sich. Es wird äusserst verletzlich gegenüber Eingriffen und Trennungen und es neigt zu depressiver Gleichgültigkeit oder resignierter Anpassung (Bürgin, 1978, 111).
- Das Kind in der Latenz, zwischen 7 und 11 Jahren mobilisiert aufgrund seiner tiefen Angst seine letzten verfügbaren Abwehren. Bürgin (1978) nennt hier z. B. die Verleugnung der Ernsthaftigkeit der Krankheit, die unbekümmerte Flucht nach vorne in eine spielerische Indifferenz und die affektive Regression, also der Rückgriff auf frühkindliche Verhaltensweisen aber auch forderndes Verhalten, ausgeprägte Reizbarkeit und Aggressionen.

Jonas, ein neunjähriger, an Leukämie erkrankter Junge, zeichnete ein Piratenschiff (Bild 1, Jonas, S. 14). Das Schiff erscheint im Verhältnis zu den beiden winzig kleinen Piraten riesig gross. Es scheint zu schweben und sich in einem seltsam leeren Raum zu bewegen. Das Wasser ist nicht zu erkennen. Der kleine Kapitän hält das Ruder zwar in der Hand, aber wohin steuert er? Wie soll er von Gefahren wissen, wenn sein Matrose zwar tapfer und wachsam, jedoch so unendlich weit von ihm entfernt im Mast Ausschau hält? Die grossen Segel blähen sich mächtig im Wind und ein Totenkopf soll anzeigen wie gefährlich das Schiff ist, aber wer soll die Segel hissen, das Boot bewältigen? Der kleine Maler verstarb ca. ein Jahr nach Entstehung dieser Zeichnung.

Bild 1, Jonas

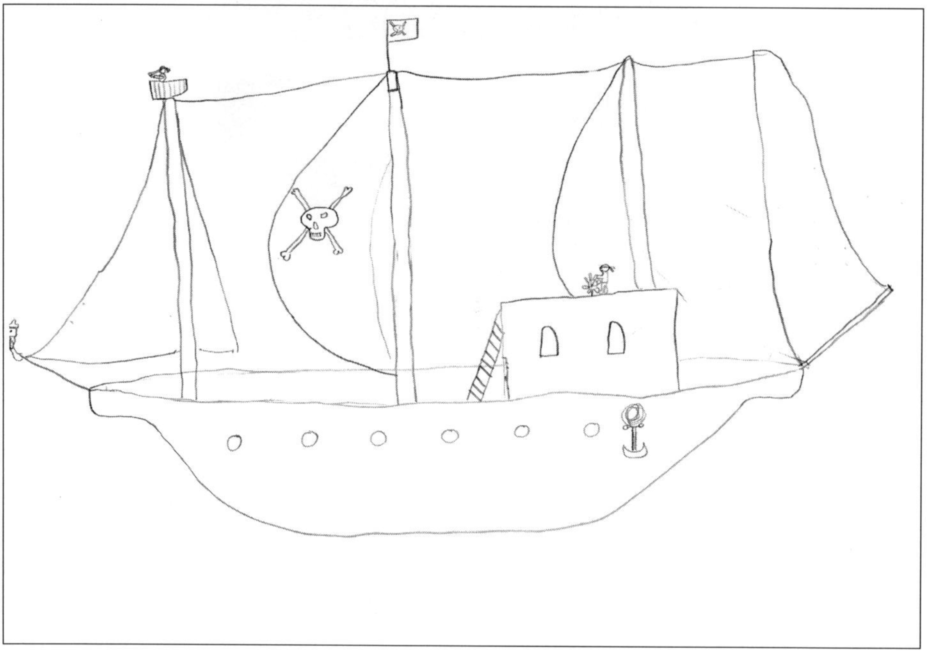

Auch Pit, ein damals achtjähriger Junge, zeichnete ein Piratenschiff (Bild 1, Pit, S. 15). Im Alter von sechs Jahren wurde bei diesem Kind ein Medulloblastom (Hirntumor) diagnostiziert. Seinen Zeichnungen aus einer 11–teiligen Bilderserie werden wir in dieser Arbeit noch mehrmals begegnen (siehe Kapitel 8). Anders als beim oben beschriebenen Piratenschiff, ist hier eine aggressive Vitalität spürbar. Das Bild hinterlässt einen vollständig anderen Eindruck. Hier wird gekämpft, geschossen und die Säbel werden geschwungen. Das Schiff fährt über ein stürmisches Meer und nimmt es mit den grössten Wellen auf. Selbst die Gallionsfigur zeigt ihre Zähne und scheint mit langem Hals nach Gefahren Ausschau zu halten. Die beiden gefährlich aussehenden Piraten füllen das Schiff aus und zweifellos können sie es steuern und manövrieren mit ihm durch die stürmische See. Pit geht es heute gut, er befindet sich in Remission.
In beiden Zeichnungen von Pit und Jonas fällt die Gerichtetheit der Bewegung im Bild auf. (Ich erinnere auch an Mattis Bild eines Skifahrers, S.9) Im Bild von Jonas bewegt sich das Schiff nach links, in den von Bach (1995) beschriebenen dunklen, unbekannten Bereich. Auch in Pits Piratenbild scheint die Gefahr und Bedrohung, gegen welche die beiden Piraten so tapfer kämpfen, von links zu kommen. In den

Zeichnungen dieser beiden Kinder stellt die Seefahrt, als Daseinsmetapher verstanden, die dunkle Gefühlslage sehr eindringlich dar: Seelische Bedrängnis und Not, kämpferisches Aufbegehren, aber auch die Möglichkeit des Scheiterns werden deutlich spürbar.

Bild 1, Pit

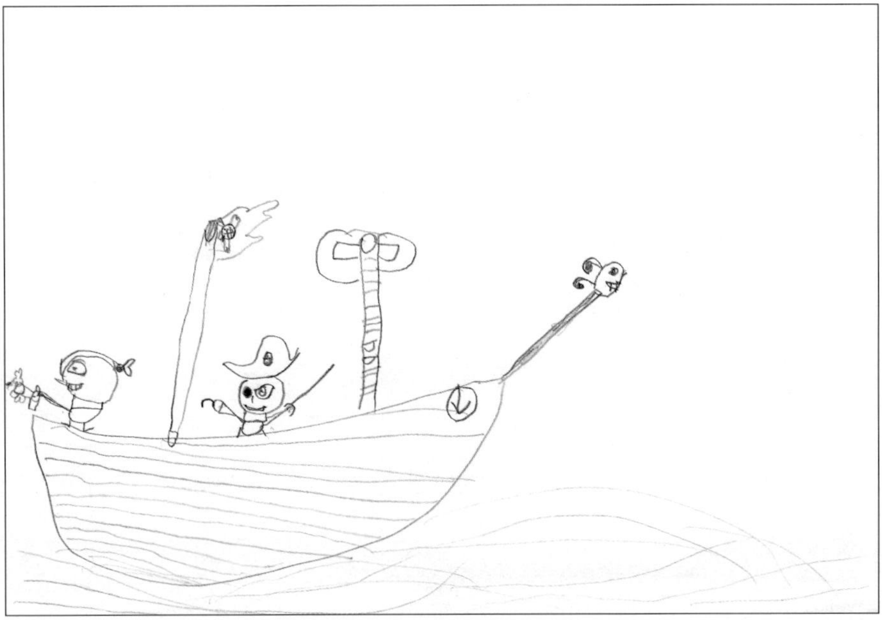

Je bedrohlicher und ernsthafter die Erkrankung ist, desto eher besteht die Gefahr, dass ein Kind irrationale Vorstellungen, z. B. über die Entstehungsursachen ausbildet. Diese Vorstellungen gehen nicht selten mit Scham– und Schuldgefühlen einher, oder ein Kind erlebt seine Krankheit gar als Bestrafung. „Dieses plötzliche Anders–Sein und die akute Veränderung des emotionalen Klimas gleichen einer unmittelbaren Verwandlung der gesamten Erfahrungs– und Erlebniswelt des Kindes und entsprechen einem tiefen Einbruch eines bis zu diesem Moment für sicher gehaltenen Bodens“ (Bürgin, D. & Di Gallo, A. 1998, 144).
Folgende zwei Bilder stammen ebenfalls aus Pits 11–teiliger Zeichnungsserie. Auf Bild 2 ist eine Wasserrutsche zu sehen. Zwei winzig kleine Kinder stehen am Fuss der Rutsche, ein anderes erkennen wir hoch oben auf der Leiter, ein viertes rutscht bereits hinunter. Die ganze Konstruktion erscheint überdimensional gross und wenig stabil. Dort, wo die Rutsche über dem Wasserspiegel endet, ist das Meer aufgewühlt. Die Leiter reicht hoch hinauf, fast bis zu den Wolken und endet weit über dem Wasser in der Luft. Im Ganzen wirkt die Atmosphäre des Bildes eher beklemmend–unsicher und hinterlässt einen verlorenen, angstmachenden Eindruck.
Pit hat durch den Ausbruch seiner Krankheit den sicheren, festen Boden unter den Füssen verloren. Das Vertrauen in die Fähigkeit der Eltern, das Kind vor Schlim-

mem zu beschützen, kann nachhaltig erschüttert werden. Die Gefahr, dass sich Kinder in dieser Situation äusserst einsam, ausgeliefert und hilflos fühlen, ist enorm gross.

Bild 2, Pit

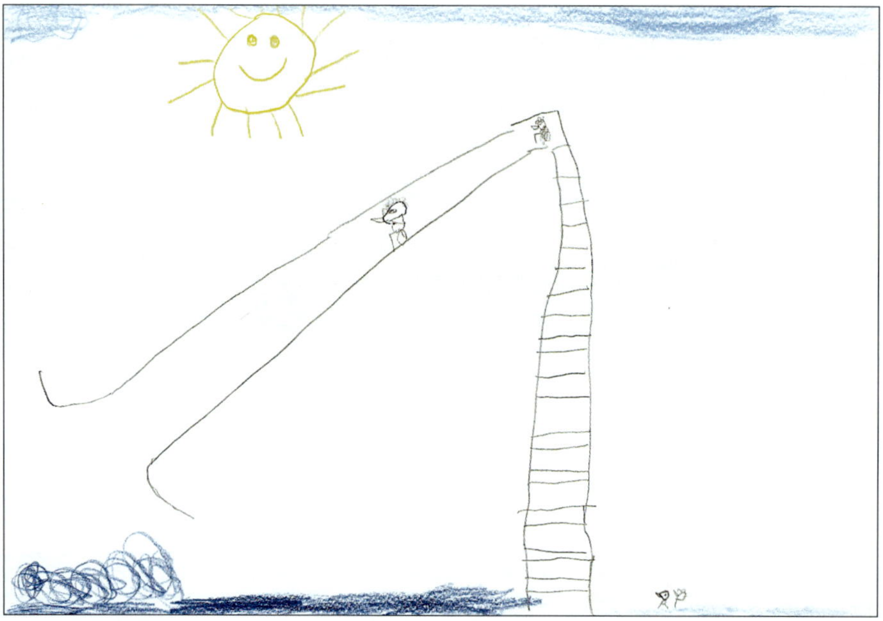

Im nächsten Bild zeichnet sich Pit selbst am Ufer eines kleinen Sees. In der Mitte des Sees erkennen wir eine Insel, am anderen Ufer Bäume und ein Häuschen. Ein Schiff liegt hochgezogen am Strand. Wird das Kind ganz allein dieses Schiff ins Wasser ziehen können, um mit ihm das andere Ufer, das Haus zu erreichen? Wir haben hier eine stille, äusserst sensible Zeichnung dieses Jungen vor uns, in welcher Gefühle des Alleinseins und der Einsamkeit, der Verlorenheit und der Sehnsucht spürbar werden. Eine weitere Möglichkeit, sich diesem Bild zu nähern, ist die Vorstellung vom Tod, als dem anderen Ufer des Sees. Die griechische Mythologie liefert Bilder zu diesen Assoziationen: Charon, der Fährmann, der mit seinem Boot über den Styx fährt. Elysium, das dem Hades benachbart ist und von Kronos regiert wird. Der Eingang liegt am Teich der Erinnerung. Es ist das glückliche Land ewigen Tages, ohne Kälte und Schnee. Daran angrenzend liegen die glücklichen Inseln, bestimmt für diejenigen, die dreimal geboren werden (Ranke–Graves, R. 1994). Wichtiger als die Frage nach der „Richtigkeit" dieser Einfälle, scheint mir die Offenheit für alle aufsteigenden Assoziationen. Durch eine solche Sensibilisierung ist es in einem späteren Gespräch mit dem betroffenen Kind möglich, Metaphern und Symbole aufzunehmen, angedeutete Ängste und Sorgen in subtilen Äusserungen wahrzunehmen.

Bild 3, Pit

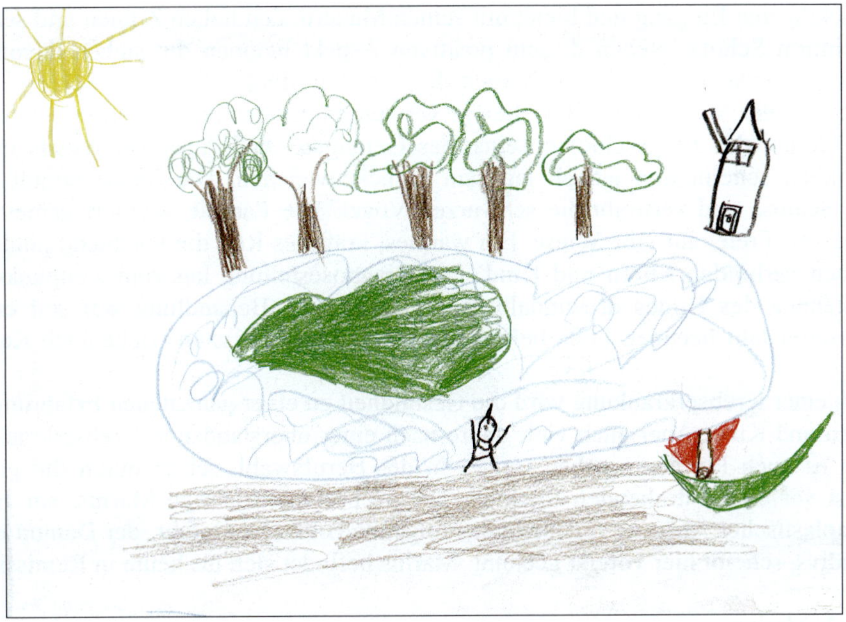

In der folgenden Zeichnung von **Leila**, einem fünfjährigen, an Leukämie erkrankten Mädchen, sehen wir eine Königsfamilie bei einem Spaziergang.

Bild 1, Leila

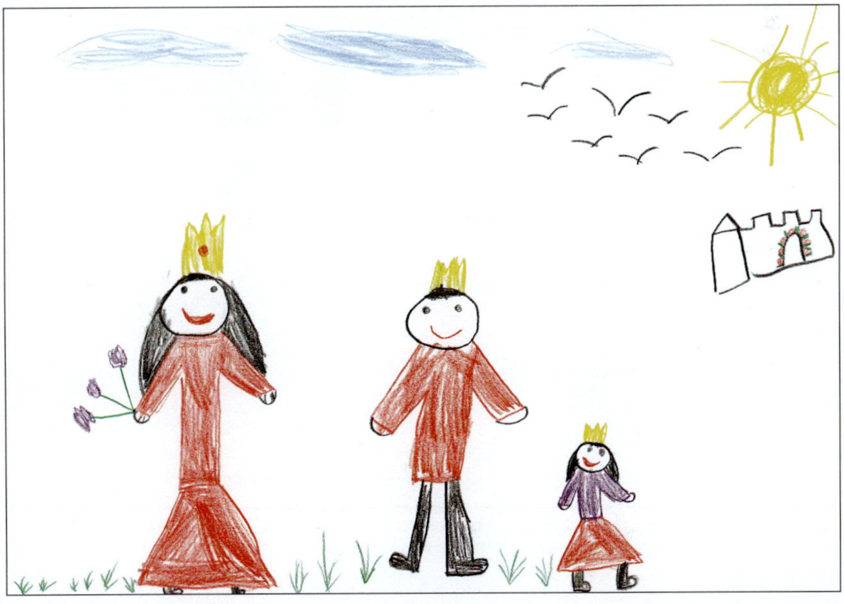

Die Mutter hält drei Blumen in ihrer Hand. Sie haben die Farbe des Pullovers ihres Töchterchens. Im Hintergrund können wir ein Schloss erkennen. Es hat einen rosenbekränzten Eingang und bietet mit seinen Mauern, den hohen Zinnen und seinem Wachturm Schutz. Neben diesem positiven Aspekt betonen die sieben davonfliegenden schwarzen Vögel jedoch auch die negative, dunkle Seite des Schlosses als einem, in der Vergangenheit vielleicht verwunschen oder bedrohlich erlebten Ort. Das Gefühl des Eingeschlossenseins, des Gefangen– und Ausgeliefertseins in der Krankheit scheint nun jedoch langsam zurückzuweichen. Die Sonne strahlt über dem Schloss und vertreibt die schwarzen Vögel. Die Familie wandert gemeinsam hinaus ins Freie, auf eine Wiese. Ein warmes, kräftiges Rot, die leuchtend goldenen Kronen verbinden Eltern und Kind. Die Diagnosestellung lag zum Zeitpunkt der Entstehung des Bildes dreieinhalb Jahre zurück, die Behandlung war seit einem dreiviertel Jahr beendet. Leila befindet sich heute in Remission (siehe auch Kapitel 7).

Nach einer Krebserkrankung wird die Gesundheit zu einer ganz neuen Erfahrung für Eltern und Kind. Aber auch viele Jahre nach einer überstandenen Krebserkrankung kann es noch Probleme geben, sei es in der Berufswahl, sei es durch die grosse Angst vor einem drohenden Rückfall. Der sechseinhalb jährige Marius, ein Junge mit aplastischer Anämie, zeichnete das folgende Bild. Die Gefahr, der Dämon eines Rezidivs, scheint hier vorerst gebannt. Marius befindet sich bis heute in Remission.

Bild 1, Marius

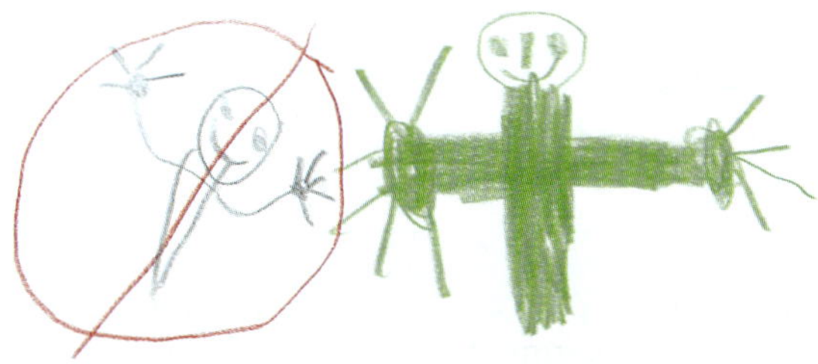

Das altersentsprechende Mitteilen der Diagnose, die drohende Todesproblematik ehrlich miteinander zu besprechen, trotz Leiden und Schmerzen des Kindes die Notwendigkeit eine gewisse Disziplin aufrechtzuerhalten, aggressives Verhalten des Kindes zu verstehen, seine Ängste zu ertragen und Phantasien Raum zu geben, eigene Gefühle nicht abzuwehren oder zu unterdrücken und Vertrauen zu schaffen, all das stellt einen enormen Anspruch an die Eltern–Kind Beziehung dar. Das Kind spricht selten direkt über seine Ängste und Befürchtungen. Über Spiel, Zeichnungen und Geschichten jedoch kann es sich mitteilen, ohne Verdrängungen ganz aufgeben zu müssen (Bürgin, D. & Di Gallo, A., 1998). Von behandelnden Ärzten wird immer wieder berichtet, dass Kinder ihre verzweifelten Eltern schützen und trösten wollen, indem sie weder unbequeme Fragen stellen noch ihre Ängste im Zusammenhang mit Krankheit und Tod äussern.

1.4 Probleme von Ärzten und Ärztinnen sowie dem Pflegepersonal im Umgang mit dem krebskranken Kind

„Und der Weg hinan sei der Weg hinab, der Weg voran der Weg zurück.
Du kannst es auf die Dauer nicht ertragen, aber dieses ist sicher,
Zeit vermag nicht zu heilen: der Kranke ist nicht mehr hier."

(T. S. Eliot: Vier Quartette)

Ein Krankenhausaufenthalt wird für das Kind zum Zeitpunkt der Diagnose nötig. Selbst falls das Kind nur kurze Zeit auf der Kinderstation bleiben muss, wird die Einweisung und die schmerzhafte Behandlung eine schlimme Erfahrung darstellen. Ein Krankenhausaufenthalt ist für ein Kind eine der Situationen, die starke Angst auslösen kann. Es wird an einen fremden Ort gebracht und ist in seiner Hilflosigkeit und Krankheit völlig fremden Menschen ausgeliefert. Es wird also verschiedene Verhaltensweisen als Verteidigungsmechanismen einsetzen, um mit dieser Angst fertig zu werden. Auflehnung und Aggression sind mögliche Reaktionen. Unterschwellige Panik kann plötzliche Aggressionen gegenüber dem Krankenhauspersonal hervorrufen. Zwar vermindert dieses Verhalten zunächst die Intensität der Angst für das Kind, aber sie erschwert seine Behandlung. Andere Reaktionen können z. B. emotionaler Rückzug, passive Nachgiebigkeit oder auch Verweigerung sein. Das medizinische Team braucht jedoch das Vertrauen des Kindes im Kampf gegen die Krankheit. Wärme, Interesse und Verständnis des Personals sowie die ständige Bereitschaft, die Pflege des Kindes zu individualisieren, sind ganz sicher wichtige Bausteine auf dem Weg zu diesem Vertrauensverhältnis. Ohne hier zu weit ausholen zu wollen, soll an dieser Stelle kurz auf die psychische Situation des medizinischen Teams eingegangen werden, wenn ein Kind stirbt. Durch den Fortschritt in der medizinischen Versorgung gelingt selbst bei ungünstigsten Prognosen oft eine Verlangsamung des Krankheitverlaufs. Dies bedeutet, dass die Zahl der kleinen Patienten mit langem Krankenhausaufenthalt und ungünstiger Prognose heute höher liegt als in früheren Zeiten. Damit sind sowohl das Pflegepersonal als auch die Ärzte vor die Aufgabe gestellt, Patienten über Wochen und Monate zu begleiten, während die Krankheit fortschreitet. Schwestern und Pfleger haben insofern eine besondere Stellung, als sie diejenigen sind, welche am häufigsten und intensivsten Umgang mit den Patienten haben. Damit sind sie auch diejenigen, welche am stärksten den Belastungen ausgesetzt sind, welche der Umgang mit Sterbenden und unheilbar Kranken mit sich bringt. Ausserordentlich belastend ist diese Situation sicher in der Betreuung von Kindern. Niemand verfügt über unbegrenzte Reserven. Wird die Belastung zu gross, so liegt die Versuchung nahe, sich durch Verhaltensweisen zu schützen, die zu Lasten der Patienten oder der Angehörigen gehen können. Das kann eine vorschnelle Beruhigung von Angehörigen, Patienten aber nicht zuletzt auch sich selbst ebenso sein, wie eine bürokratische Haltung. Aggressionen können sich an psychischen Eigenheiten und Widerständen der Patienten entfachen. Oft sind diese aufsteigenden Emotionen mit schweren Schuldgefühlen belastet, da pflegende Berufe ja das Ziel haben, anderen zu helfen. Aus diesen Erkenntnissen heraus ergibt sich auch die Forderung, den Helfern selbst Hilfestellung anzubieten. Helfer, Kranker und Sterbender sind Rollenpartner. Zorn auf Seiten des Sterbenden und gleichzeitig Zorn auf Seiten des Helfers – intensivieren sich diese Gefühle wechselseitig? Verstärkt die depressive Stimmung des Helfers die ohnehin schon vorhandene Depression des Sterbenden? Mit den hier sehr kurz geschilderten möglichen Situationen sollte gezeigt werden, dass die isolierte Betrachtung des Kranken und des Helfers nur eine einseitige Sicht ermöglicht. Ein Verständnis und die Wahrnehmung der unterschiedlichen Reaktionen beider Seiten als Teil einer dyadischen Beziehung ist hier sicher sehr hilfreich.

1.5 Statistik versus Intuition?

„...kein Denken, das über das Fühlen hinausgeht“

(Noll, 1985, 138)

Die vorliegende Arbeit ist der Versuch, sich den Gefühlen, der von einer äusserst bedrohlichen Krankheit betroffenen Kinder, ihren Todesängsten, Zweifeln, Hoffnungen, Fragen, dem Aufbegehren, der Wut, der Trauer aber auch den Glücksmomenten auf behutsame Art zu nähern. Es geht um ein Verständnis auch „jenseits der Worte“, um ein Wahrnehmen von Signalen, um Respekt vor der ganz individuellen Art, sich mit der Krankheit auseinanderzusetzen und uns daran teilhaben zu lassen. Kinder gestalten oft sehr spontan. Das Dargestellte ist niemals blosses Abbild der sogenannten Wirklichkeit, d.h. unserer Umwelt, die wir mit unseren Sinnesorganen wahrnehmen. Kinder geben uns mit ihren Zeichnungen Einblick in ihre innere Welt, in das lebendig–dynamische Sein ihrer Psyche. Selbstverständlich sollen und können diese Hinweise nicht als absolute Aussagen verstanden werden. Sie sind jedoch Annäherungen, Orientierungshilfen und evtl. Orte der Begegnung und Auseinandersetzung. Einen Teil dieser inneren Prozesse transparent und nachvollziehbar zu machen, ist ein Ziel dieses Buches.

Die zehnjährige, an Leukämie erkrankte **Wiebke** zeichnete einen bunten Schmetterling. Er fliegt befreit hinaus in die Welt, über eine Wiese voller Blumen. Er ist bunt wie die Blumen und strahlt wie die Somnne am Himmel. Der Schmetterling ist ein Tier das sich verpuppt und seine Gestalt verändert, quasi neu geboren wird. In seiner hier sehr positiven Gestalt könnten wir ihn als ein Auferstehungs– oder Verwandlungssymbol verstehen. Der kleinen Malerin geht es heute gut, sie ist in Remission.

Bild 1, Wiebke

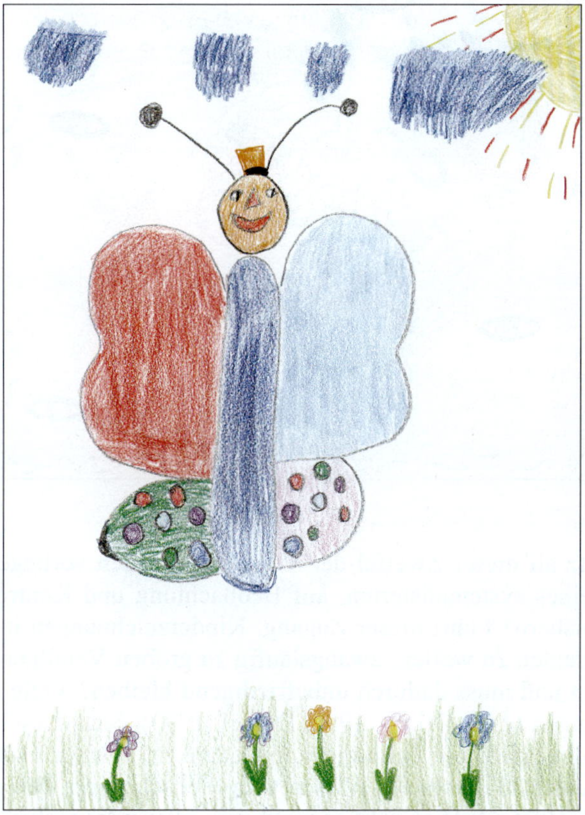

Ist es mit Kinderzeichnungen wie den hier vorliegenden, aus einem speziellen Kontext stammenden, nun jedoch überhaupt möglich, über ein „blosses" EINSICHTIG–machen hinauszugehen und nach statistischen Kriterien methodisch sauber zu arbeiten, tatsächlich nachvollziehbare Ergebnisse zu erzielen? Schaut man sich Bilder wie z. B. das folgende von **Meret** an, entsteht nicht nur Zweifel an der Durchführbarkeit einer solchen Studie hinsichtlich der Methodik, sondern auch ein Zögern sich den Inhalten dieser speziellen Kinderzeichnungen auf diese Art zu nähern.
Zwei Jahre vor ihrem Tod durch einen äusserst bösartigen Knochentumor (Osteosarkom) malte die siebzehnjährige Meret dieses sehr sensible, gefühlsintensi-

ve Bild. Alle Sinne und der Verstand scheinen hier überwach, intensiviert. Das Bild scheint zu klingen. Dabei ist der Betrachter einem wachen, intensiven Blick ausgesetzt, gleichzeitig jedoch ist diese Blickintensität auch nach innen, auf die Zeichnerin selbst gerichtet.

Bild 1, Meret

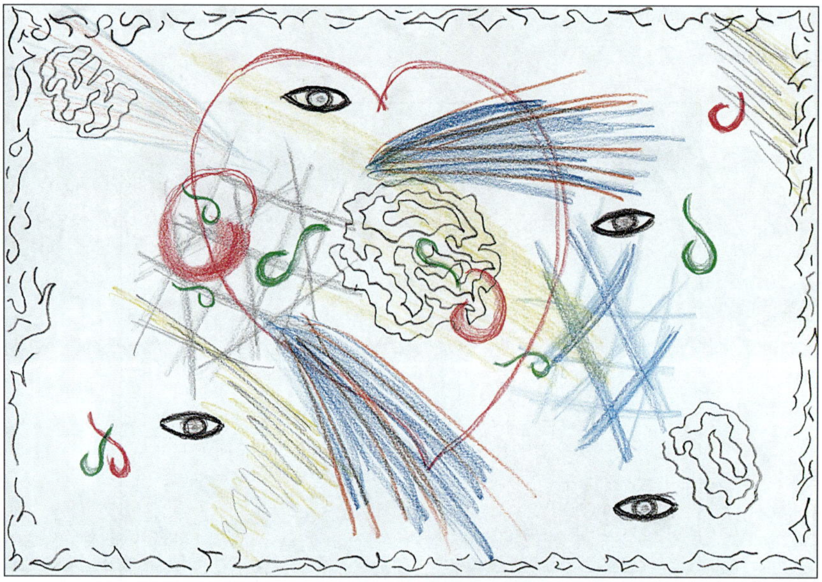

Warum nun trotz all dieser Zweifel der Versuch, sich den vorliegenden Zeichnungen, im Sinne eines systematisierten, auf Beobachtung und Kontrolle gegründeten Vorgehens, zu nähern? Führt dieser Zugang, Kinderzeichnungen in einem theoretischen Rahmen deuten zu wollen, zwangsläufig zu groben Verallgemeinerungen und Vereinfachungen und muss dadurch unbefriedigend bleiben? Viele Autoren äussern diese Befürchtungen (z. B. DiLeo, 1992; Daniel, 1993). Sicher sind all dies ernüchternde, jedoch keinesfalls nur entmutigende Gedanken, solange man bereit ist anzuerkennen, dass unser so erhaltenes Wissen vom Menschen nur **Teil** einer komplexen menschlichen Realität ist. Hier geht es nicht um „alles oder nichts". Naive Wissenschaftsgläubigkeit ist sicher fehl am Platz. Ebenso lässt sich jedoch auch jene Auffassung, psychische Erscheinungsformen in der Begegnung mit Sterben und Tod seien generell zu komplex, um empirisch erfasst zu werden, und das Wesentliche bleibe ohnehin verborgen, in Frage stellen. Wittkowski hat es so formuliert: „Eine philosophisch–spekulative Beschäftigung mit der Todesthematik bietet keine Chance, über Glaubenssätze – und mögen sie auch noch so grosse Plausibilität besitzen – hinauszukommen. Ein empirisches Vorgehen, das auf Erkenntnisse von übergreifender Gültigkeit abzielt, eröffnet hingegen die Möglichkeit, Beliebigkeitsaussagen zu überwinden" (Wittkowski, 1990, 2). Einerseits empfinde ich dies als die grosse Herausforderung dieser Arbeit, andererseits möchte ich nicht so weit gehen wie

Wittkowski, wenn er weiter schreibt: „Erleben und Verhalten gegenüber Sterben und Tod kann und muss im Rahmen einer **wissenschaftlichen** Auseinandersetzung ebenso **sachlich und nüchtern** behandelt werden, wie dies bei unzähligen anderen Forschungsgegenständen der Sozialwissenschaften der Fall ist. Es kann dem Erkenntnisgewinn nicht dienlich sein, wenn die Todesthematik insgesamt oder in einzelnen Aussichten dramatisiert und mystifiziert wird. Gerade in Bereichen, welche den Forscher selbst in starkem Masse emotional involvieren, ist neben aller persönlicher Betroffenheit eine nüchtern–sachliche Forschungshaltung wünschenswert" (Wittkowski, 1990, 3). Mit dieser Arbeit habe ich mich entschieden, einen Weg zu gehen, der persönliches Involviert–Sein und Betroffenheit nicht nur zulässt, sondern als Ausgangspunkt für ein immer weiteres und tieferes Eindringen in diese Thematik versteht, dieses überhaupt erst ermöglicht hat. Ich fühle mich der Psychologie in erster Linie als einer Geisteswissenschaft verpflichtet. Aus dieser Perspektive geht es mir in der vorliegenden Arbeit um den **Versuch**, menschliche Phänomene und Reaktionen zu verstehen. Georges Charbonnier erklärte in seinem Gespräch mit dem Ethnologen Claude Levi–Strauss (1972), seine grosse Sympathie für dessen Art den Menschen zu erkennen, welche ein *poetisches Erfassen seines Forschungsgegenstandes einschliesse*. Der empirische Teil meiner Arbeit soll also eingebettet sein, nicht in einen philosophisch–*spekulativen* Teil, wie Wittkowski meinte, sondern in einen Teil, der persönliches Umherschweifen und Kreisen der Gedanken um dieses Thema zulässt, dabei vielleicht Ideen und Einsichten ermöglicht, jedoch sicher auch Widerspruch beim Lesen herausfordert. Ich möchte diese Art des Zugangs nach Levi–Strauss, als die poetische Erkenntnismethode bezeichnen. „Nur wer selbst noch „grenzenlos" phantasieren kann, wer als Grenzgänger zwischen Phantasie und Realität pendelt, kann zu neuen Erfahrungen gelangen" (Kraft, 1986, 350). Auch wenn wissenschaftliche Erkenntnis nicht länger auf Objektivität im Sinne subjektunabhängiger Wahrheit orientiert oder durch sie legitimiert werden kann, ist damit noch lange keiner Beliebigkeit Tür und Tor geöffnet. Wenn uns auch kein objektives Mass für beste Problemlösungen zur Verfügung steht, so gibt es doch in der Wissenschaft bewährte Kriterien gegen Beliebigkeit, angefangen von der Art und Weise der Argumentation, der logischen Konsistenz und Nachvollziehbarkeit bis hin zur „empirischen Überprüfung" (Schmidt, S.J., 1998). Sicher ist es für einen empirisch–wissenschaftlich arbeitenden Untersucher befriedigend, „harte Fakten" zu sammeln, die man statistischen Analyseverfahren unterziehen und z. B. auf ihre Objektivität, Reliabilität und Validität prüfen kann. Diese Gütekriterien sind sehr hohe Ziele vor allem der Naturwissenschaften. Die Humanwissenschaften **können** diesen Ansprüchen nicht im gleichen Ausmass gerecht werden. Komplexität, Variabilität und Unvorhersagbarkeit im menschlichen Verhalten auch der Beobachter, welche ja ebenfalls eine Variable darstellen, schliessen dies aus. Bei der hier vorliegenden Thematik müssen Fragen und Unsicherheiten bezüglich der Erreichbarkeit eines solchen Wissenschaftsideals also zwangsläufig auftreten. Für die Untersuchung von Zeichnungen kann man statistische Verfahren verwenden, um festzustellen, in welchem Ausmass ein bestimmtes Ergebnis (z. B. die Farbwahl) mit einer jeweils zugedachten Bedeutung korreliert. Abgesehen davon, dass man, um eine einigermassen sichere Aussage machen zu können, bei Verwendung dieser Methode sehr viel Material braucht, stellt sich hier auch die kritische Frage, wohin uns diese

Erkenntnisse letztlich führen. Eine weitere Möglichkeit liegt in der intensiven Langzeituntersuchung einzelner Personen. In der vorliegenden Arbeit wurde nun der Versuch unternommen, beide Methoden miteinander zu kombinieren. Einerseits liegen Zeichnungen einer recht grossen Anzahl Kinder vor, andererseits wurde jedes einzelne Kind über einen längeren Zeitraum hinweg begleitet, so dass jeweils eine Zeichungsserie zur statistischen Beurteilung vorliegt. Die vorliegende Arbeit soll ein Versuch sein, durchaus den Zugang zu einzelnen Elementen zu erschliessen: zu Farbe, Strichführung, zeichnerischem Entwicklungsstand, Zahl, Perspektive usw., aber immer im Blick auf die gesamte Zeichnung, die ganze Zeichnungsserie. Damit rückt die Frage, wie das Einzelne das Ganze beeinflusst und umgekehrt, in den Blickpunkt. Neben der akribischen Analyse einzelner Elemente soll der erste Eindruck den das Bild hinterlässt, ebenso in die Beurteilung einfliessen. Jedes einzelne Bild soll betrachtet werden, jedoch auch die gesamte Bildserie. Trotz der Bemühungen um grösstmögliche Objektivität in den vorliegenden Fragebögen, kann die Beurteilung und Interpretation der Kinderzeichnungen natürlich **nicht** frei von Subjektivität sein. Es stellt sich hier jedoch nicht nur die Frage ob dies überhaupt möglich, sondern vor allem ob dies überhaupt *wünschenswert* ist und ob nicht erst subjektive Anteilnahme und die in gewissem Ausmass damit verbundenen Projektionen überhaupt erst die Tiefe menschlicher Phänomene erfahrbar machen (Benedetti, 1997). In welchem Ausmass die subjektive Einschätzung der Kinderzeichnungen zu unterschiedlichen Ergebnissen hinsichtlich der Beurteilung der Prognose führt, kann möglicherweise die statistische Auswertung zeigen.

Ziel dieser Arbeit ist es, einen möglichen Schlüssel zum Verständnis dieser speziellen Zeichnungen zu finden, in denen sich Kinder mit einer lebensbedrohenden Krankheit und den daraus resultierenden Lebensbedingungen auseinandersetzen. „Die Aufgabe lautet also, unsere Vernunft zu erweitern, um sie zum Verständnis dessen zu befähigen, was in uns und in den anderen der Vernunft voran– und über sie hinausgeht“ (Merlau–Ponty, M., in Dosse, F., 1998, 72).

2. Im Umkreis des Todes

„Denken schützt nicht."

(D. Hoffmann, Dresden 1997,
anlässlich einer Ausstellungseröffnung von H. Giebe)

Ausstellung „Körperwelten", Mannheim 1998

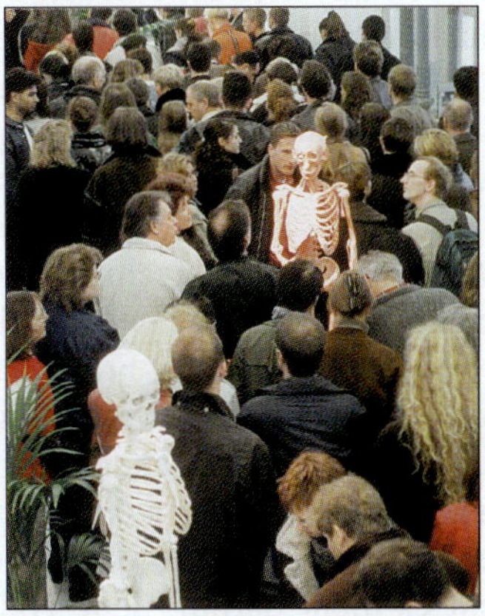

2.1 Philosophie und Tod

„Meer, Regen, Bedürfnis, Verlangen, Kampf gegen den Tod, das sind Dinge, die uns alle verbinden. Wir gleichen uns in dem, was wir zusammen sehen, in dem was wir zusammen leiden. Die Träume ändern sich mit den Menschen, aber die Wirklichkeit der Welt ist unsere gemeinsame Heimat" (Camus, 1997, 21).
Zu dieser Wirklichkeit gehört der Tod. Neben dem Todes*bewusstsein*, mit welchem sich jeder Mensch im Lauf seines Lebens auf ganz unterschiedliche Art auseinandersetzen wird, spielt die Todes*angst* eine bedeutende Rolle. In manchen Träumen und Phantasien finden diese Todesvorstellungen und –ängste ihren ganz individuellen Ausdruck. „Tod ist nicht nur das körperliche Ableben. Unsere unbewusste Seele hat eine umgreifendere Todesvorstellung. Unsere Tiefenseele drückt sich in Symbolen, in Bildern aus, die ständig wechseln..." (Benedetti, G., 1998, 90). Neben diesen sehr unterschiedlichen, persönlichen Todesbildern existieren jedoch auch übergreifende, allen Menschen zugängliche, archetypische Todesbilder. Auf der kollektiven Ebene weisen vielfältige Trauer– und Bestattungsrituale aud den Versuch hin, mit der Todesangst umzugehen, ihr Ausdruck zu verleihen und sie dadurch mindestens zu einem Teil zu bannen. Weiter zeugen wir viele kultische Handlungen und unzählige Werke der Grabmalkunst verschiedenster Völker von eben dieser Angst, aber auch von der grossen Hoffnung der Menschheit auf eine Überwindung des Todes, vom Wunsch, sich seiner Allmacht zu widersetzen und das Leben zu verewigen.

Und sind nicht auch viele schriftliche Zeugnisse, Skulpturen, Monumente und Bauwerke unserer Kultur ein Versuch die Gegenwart dem Vergessen und damit dem Tod zu entreissen? Letztlich führt die Auseinandersetzung mit dem Tod immer zum Hinterfragen des eigenen Daseins. Was bleibt am Ende vom Menschsein, von seiner einmaligen unwiederholbaren Individualität? C.G. Jung hielt die Auseinandersetzung mit dem Tod für eine wesentliche Aufgabe und für das eigentliche Ziel des Ganzwerdungsprozesses, den er Individuation nannte. Dabei übersah er nicht die Tragik des Todes, auch nicht die Brutalität des körperlichen Sterbens. Natürlich steht denjenigen Menschen, die sterben, wenn sich ihr Leben gerundet hat, eine grosse Zahl gegenüber, deren Leben unvollendet erscheint und wo keine Rede von Erfüllung im Sinn der Individuation sein kann. Gefühle der Hoffnungslosigkeit, Resignation, Sinnlosigkeit und Tragik, gerade wenn ein Kind sterben muss, liegen hier nahe. Die Bewältigung und Auseinandersetzung mit diesen Gefühlen der Verzweiflung kann nur individuell geschehen und sind nicht zuletzt auch Glaubensfragen.

Ziel des vorliegenden Kapitels soll sein, unterschiedliche Perspektiven in der philosophischen Auseinandersetzung mit dem Thema Tod darzustellen. Verschiedenste philosophische Richtungen haben versucht der Frage nachzugehen, ob Sterben tatsächlich ein blosses Zugrundegehen ist und was es bedeutet, dass wir Menschen vor dem Gewissesten in unserem Leben Angst haben. Der Tod ist wohl *das* zentrale Thema im Denken der Menschen von den Vorsokratikern bis zu den Existenzphilosophen und so soll uns hier interessieren, wie die Philosophie mit diesem Thema umgegangen ist. Dabei „geht es nicht darum, dem Tod einen positiven Gedanken abzugewinnen, sondern eine Verantwortung ..." denn, „ der Tod ist Tod von jemandem, und das Gewesen–Sein von jemandem wird nicht vom Sterbenden, sondern vom Überlebenden getragen. ... Wir begegnen dem Tod im Angesicht des Anderen..." (Levinas, 1996). Die Begegnung mit lebensbedrohlich erkrankten Kindern und mit dem Tod kann eigene Massstäbe in Frage stellen, die eigene Einstellung zum Leben verändern. Die wirkliche Auseinandersetzung mit dem Tod bietet die Möglichkeit einer Neuorientierung im Leben. Dass der Tod jedoch auch immer ein Tabu darstellte, wissen wir spätestens seit Sigmund Freud (vgl. seine Schriften „Zeitgemässes über Krieg und Tod" und „Totem und Tabu"). „Wir haben die unverkennbare Tendenz gezeigt, den Tod beiseite zu schieben, ihn aus dem Leben zu eliminieren... Der eigene Tod ist ja auch unvorstellbar... So konnte in der psychoanalytischen Schule der Ausspruch gewagt werden: im Grunde glaube niemand an seinen eigenen Tod oder, was dasselbe ist: im Unbewussten sei jeder von uns von seiner Unsterblichkeit überzeugt" (Freud, 1974, Bd.IX, 49). Werden wir mit dem Tod direkt konfrontiert, helfen Theorien und Spekulationen in der Regel nur wenig. „Wir verstehen den Verfall, die Verwandlung, die Auflösung. Wir verstehen, dass die Formen vergehen, während manche Dinge fortbestehen. Von all dem hebt sich der Tod ab, unfasslich, dem Denken unzugänglich und dennoch unbestreitbar und unleugbar. Weder Phänomen, kaum thematisierbar, noch denkbar – hier beginnt das Irrationale" (Levinas, 1996, 81). Oft besteht unsere Reaktion auf dieses Irrationale darin, das Wissen um die eigene Sterblichkeit abzuwehren oder sich in die Betriebsamkeit des Alltags zu flüchten. Nicht selten geschieht es, dass Sterbende von Angehörigen, Freunden aber auch vom Klinikpersonal von den Gedanken an ihren be-

vorstehenden Tod abgelenkt werden, oder man versucht jedenfalls, sie mit der Hoffnung auf eine doch noch mögliche Rettung zu *trösten* und wo dies nicht mehr angebracht ist, mit der Hoffnung auf ein Weiterleben nach dem Tod. In Nolls „Diktaten über Sterben und Tod“ können wir lesen: „Was heisst eigentlich trösten? Schon als Kind ist mir das nie ganz klargeworden. Ich hatte eine Beule, die Mutter tröstete mich, aber die Beule blieb. Auch der Tumor und der Tod widerstehen jedem Trost, d.h. sie bleiben trotzdem; auch wenn ich sie mit Jenseitsvorstellungen kompensiere. Wenn ich aber dennoch – jetzt noch – dem Tod mit einer gewissen Gelassenheit entgegensehe, so wohl nur, weil und solange ich ihn ruhig gegen das Leben abwäge. Aber die Ruhe und das Abwägen und die zusätzliche Freiheit, die dadurch entsteht, dass ich auf keine Zukunft mehr Rücksicht nehmen muss, hat mit Trost gar nichts zu tun. Die Beule bleibt, der Tumor auch und der Tod“ (Noll, 1985, 23).
Wir könnten uns nun auf den Standpunkt stellen, dass es ausser dem Leben nichts gibt, dass der Tod sinnlos ist und das Wissen darum eine unnötige Belastung. Dennoch bleibt der Tod eine *Tatsache.* Heidegger (1926) meinte, das Sein zum Tod ist ein Sein zum Leben. Condrau (1991) schrieb, dass vielleicht darin der Trost liegt, den die Philosophie uns zu geben vermag, dem Tod das Makabre, Zerstörerische zu nehmen. Ich möchte diesem Gedanken ein wenig nachgehen, indem ich in den folgenden Abschnitten unterschiedliche Zugänge zum Todesgedanken aus der Perspektive der Philosophie herausgreife. Im Rahmen dieser Arbeit können dies nur Streiflichter sein, und stellen zudem eine sehr persönliche Auswahl dar. Weiter soll die Entwicklung von Todeskonzepten bei Kindern beschrieben werden, um aufzuzeigen, welche Vorstellungen Kinder vom Tod haben und welche Faktoren Einfluss auf die Entwicklung dieser Vorstellungen haben.

Beginnen soll der kurze Streifzug durch die Philosophie mit **HERAKLIT**, der um 500 v. Chr. lebte. Die Philosophie Heraklits ist keine systematische Konstruktion, sondern eine in Sprüchen überlieferte Anschauung. Seine Schrift besteht aus scharf formulierten, eindrucksvollen Sätzen. Seine Lehre vom ewigen Fluss der Dinge (Panta rhei) hat sich in das Gedächtnis der Menschen eingeprägt. Die dauernden Veränderungen hielt er für den grundlegendsten Charakterzug der Natur. Alles sei in Bewegung und nichts währe ewig. Er war ein Mystiker ganz besonderer Art. Heraklit hielt das Feuer für den Urstoff. Wie die Flamme des Feuers entstehe alles aus dem Tod von etwas anderem: „Sterbliche sind Unsterbliche und Unsterbliche sind Sterbliche, indem der eine den Tod des anderen lebt und des anderen Leben stirbt“ (zit. n. Russel, 1988, S. 63). „Alle Pfade, die zum Leben führen, führen in die Dunkelheit des Grabes, aus dem immer wieder neues Leben aufsteigt“ (zit. n. Snell, B., 1995, 23). „Tod ist, was wir im Wachen sehen, was aber im Schlafe – Traum“ (zit. n. Snell, B., 1995, 13). Heraklits Aufmerksamkeit gilt dem Phänomen des Wechsels und der Bewegung sowie dem Zusammenhang von Gegensätzlichem. Heraklit meint, Gegensätzlichkeit ist Leben, der Wechsel sei notwendig um überhaupt zu leben. „Ein und dasselbe ist Lebendiges und Totes und Wachendes und Schlafendes und Junges und Altes; denn dies schlägt um und ist jenes, und jenes wiederum schlägt um und ist dies“ (zit. n. Snell, B., 1995, 29). Neben der Dialektik des Gegensätzlichen, ist der Logosgedanke Hauptinhalt in Heraklits Philosophie. Logos ist das Einssein der Gegensätze, der Ursprung der Gesetze, das Wesen der

Welt und der Seele, es ist das Beständige, dem gemäss alles geschieht. Nach Jaspers (1988) hat Heraklit den Logos konzipiert, als einen durchbrechenden, raumerweiternden, offen machenden Gedanken. Die Stoiker sahen im Logos eine alles durchdringende Weltvernunft und das Schicksal. Beide Grundgedanken Heraklits, die Dialektik der Gegensätze und der Logosgedanke haben eine ausserordentliche Wirkung auf das abendländische Denken, auf Kunst und Kultur gehabt. Nun ist jedoch die Suche nach etwas Bleibendem wohl der stärkste Antrieb, der die Menschen zur Philosophie hintreibt. „Den Prozessen, die alles in Frage stellen, die alles als ein bloss Endliches überwinden lassen, widerstrebt der Drang in uns zum Festen und zur Ruhe. Wir ertragen nicht den unendlichen Taumel aller Begriffe, die relativiert, aller Existenzformen, die fragwürdig werden. Es wird uns schwindlig, und es vergeht uns das Bewusstsein unserer Existenz. ... Der Mensch lehnt es ab, immer nur von Aufgaben und Fraglichkeiten zu leben. Er verlangt Rezepte für sein Handeln, endgültige Institutionen. ... Der Halt in einem Begrenzten wird gewonnen in Grundsätzen, Dogmen, Beweisbarkeiten, traditionellen Einrichtungen, absoluten und zugleich generellen Forderungen“ (Jaspers, 1960, 304). Die Religion suchte das Beständige in Gott und der Unsterblichkeit. Bei Gott gibt es keine Spuren von Wandel; das Leben nach dem Tod ist ewig und unveränderlich. Da nun aber die Vergänglichkeit alles Zeitlichen nicht zu leugnen ist, haben z. B. die Mystiker einen besonderen Ewigkeitsbegriff postuliert. Sie stellen sich dabei nicht ein Fortbestehen in endloser Zeit vor, sondern eine Existenz ausserhalb des gesamten zeitlichen Verlaufs (Russel, 1988). Ewiges Leben bedeutet demnach eine Art von Sein in völliger Unabhängigkeit von der Zeit; so gibt es kein Vorher und kein Nachher und so logischerweise auch keine Möglichkeit einer Veränderung. Selbst Heraklit liess trotz seines Glaubens an den ewigen Wandel etwas Bleibendes gelten. Der Begriff der Ewigkeit, der von Parmenides stammt, kommt zwar bei Heraklit nicht vor, doch erlischt in seiner Philosophie das zentrale Feuer nie: „Diese Weltordnung hier hat nicht der Götter noch der Menschen einer geschaffen, sondern sie war immer und ist und wird sein: immer – lebendes Feuer ...“ (in Snell, B., 1995, 15). Für Heraklit ist auch die Seele ein Feuer, für das der vollständige Übergang zu Wasser das Ende bedeutet: „Der Seelen Tod ist Wasser zu werden, Wassers Tod Erde zu werden; aus Erde aber gewinnt Wasser Leben und aus Wasser die Seele“ (in Snell, B., 1995, 17). Heraklit macht deutlich, dass für ihn die Seele demselben Prozess unterliegt wie der gesamte Kosmos und so einen Mikrokosmos verkörpert. Heraklits Konzeption der Seele beinhaltet, dass diese zu einem bestimmten Zeitpunkt zumindest als Individualseele aufhört zu existieren. Die Philosophie Heraklits enthält neben vielem Tröstlichen, durchaus sehr Schmerzliches. Wissenschaft und Philosophie waren bemüht, sich von der Doktrin des ewig Fliessenden zu befreien und etwas Bleibendes inmitten der sich wandelnden Erscheinungen zu finden.

Der Erste, der danach zu forschen begann, war **PARMENIDES** (um 500 v. Chr.). Heraklits Lehre vom Fluss aller Dinge, von der Bewegung, vom Vorübergehen alles Seienden und von der Gleichzeitigkeit des Seienden und Nicht–Seienden wurde von ihm scharf angegriffen (Condrau, 1991). Zwar unterschied auch Heraklit das ewig fliessende Entstehen und Vergehen, das für ihn die wahre Realität darstellte, vom Logos als dem in ihr waltenden Ordnungsprinzip. Parmenides jedoch treibt diese Unterscheidung nun zum sich ausschliessenden Widerspruch. Er stellt sich ganz auf

die Seite des Logos und damit des Denkens, dem allein er die Fähigkeit zugesteht, die Wahrheit zu erkennen, nicht aber den Sinnen. Für Parmenides gab es nur das Sein. Sein und Denken waren für ihn identisch. Sein *ist* und Nichts *ist nicht* (Jaspers, 1988). Nicht–Seiendes könne gar nicht gedacht werden, demzufolge könne es gar nicht sein. Die Welt sinnlich anzuschauen und sie zu denken, sind also zwei ganz verschiedene Wege. Und nur das Denken führt uns zur Wahrheit über die Welt, wie sie wirklich ist, nämlich „als ungewordene auch unvergängliche, ganz, einzig, unerschütterlich und ohne Ende" (Rapp, 1997, 105). Parmenides glaubte, dass alles, was es gibt, immer schon existiert hat. Und nichts, was existiert, kann zu nichts werden. Parmenides hielt keine wirkliche Veränderung für möglich. Nichts kann etwas anderes werden als das, was es eben ist. So hielt er die Sinne für trügerisch und die vielen sinnlich wahrnehmbaren Dinge für blosse Täuschung. Wenn Entstehen und Vergehen aber unmöglich sind, wie erklärt Parmenides dann Geburt und Tod? „Ihr Kindischen! Ihre Bemühungen sind ja nicht von langen Gedanken, da sie glauben, es könne entstehen ein vorher nicht Seiendes oder es könne etwas ganz und gar sterben und ausgetilgt werden" (in Rapp, C., 1997, 175). Für die Welt im Ganzen gelten Parmenides Thesen: Es gäbe nichts, woraus die Welt entstanden sein oder wohinein die Welt vergehen könnte, so wie es nichts gibt, was neben der Welt oder um sie herum wäre. Jedoch im einzelnen gibt es Veränderungen, die dem Geborenwerden und Sterben gleichkommen, die aber gegenüber der Stabilität des Ganzen unerheblich bleiben (in Rapp, C., 1997). „Diese vordergründige Vielheit und Vergänglichkeit wird von Menschen fälschlich für wesentlich gehalten, weil sie in ihrem Leben vom Ganzen nur einen kleinen Teil erschauen, sich jedoch rühmen, das Ganze gefunden zu haben " (in Rapp, C., 1997, 177). Das einzig wahre Sein ist „das Eine", das unendlich und unteilbar ist. Es ist nicht wie bei Heraklit eine Vereinigung von Gegensätzen, denn es gibt keine Gegensätze. Heraklit philosophierte intuitiv, schöpferisch und war ausgestattet mit einer genialen Intuition (Condrau, 1991). Bei Heraklit umfasst der Seinsbegriff die ganze Fülle der – logisch sich widersprechenden – Gegensätzlichkeiten. Parmenides dagegen philosophierte als erkennender Denker. Sein Seinsbegriff war ein starr begrifflicher, alles Gegensätzliche ausschliessender. Trotz ihrer unterschiedlichen Ausgangspunkte (Heraklit: Sinneswelt – Parmenides: Verstandeswelt) ist, was beide Philosophen dachten, eher eine gegenseitige Entsprechung. Parmenides erfasst den Sinn in der Identität, durch die der Widerspruch vernichtet wird, Heraklit den Sinn im Widerspruch, der durch die Einheit der Gegensätze aufgehoben wird (Jaspers, 1988).
Auf **PLATO**, welchen Jaspers (1988, 232) als den „Gipfel griechischen Denkens in höchster Reife und weitestem Umblick" bezeichnete, soll hier im Zusammenhang mit seiner Unsterblichkeitslehre (dargestellt im „Phaidon") eingegangen werden. In seinen Dialogen entwickelt Plato seine Philosophie, welche in der Liebe und Verehrung zu seinem Lehrer Sokrates gründete. Der im Phaidon dargestellte Dialog enthält die Schilderung der letzten Lebensstunden des Sokrates, bevor dieser den Schierlingsbecher leeren muss. Plato stellt hier seinen Idealmenschen dar, frei von Todesfurcht und in höchstem Masse weise. Sokrates unerschütterliche Ruhe während seiner letzten Lebensstunden hängt eng mit seinem Unsterblichkeitsglauben zusammen. Zunächst stellt Sokrates fest, dass jeder vom philosophischen Geist erfüllte Mensch den Tod nicht fürchten, ihn sogar willkommen heissen wird. Jedoch

werde er sich nicht das Leben nehmen, denn dies wäre ein Verstoss gegen das Gesetz. Auf die Frage, warum dies ungesetzlich sei, gibt er folgende Antwort: „Denn was darüber in den Geheimnissen gesagt wird, dass wir Menschen in einer Feste sind und man sich aus dieser nicht selbst losmachen und davongehen dürfe, das erscheint mir doch als eine gewichtige Rede und nicht leicht zu durchschauen“ (Platon, 1994, 10). Sokrates grämt sich nicht über den Tod, weil er überzeugt ist “zu anderen Göttern zu kommen“ (in Russel, B., 1988, 155) in „...der frohen Hoffnung, dass es etwas gibt für die Verstorbenen, und wie man ja schon immer gesagt hat, etwas weit besseres für die Guten als für die Schlechten“ (Platon, 1994, 12). Jaspers beschreibt das Platonische Denken so: „Der Mensch ist **hier** in der Welt; er muss über die Welt hinausblicken **dorthin** blicken, um, indem er das Wesentliche berührt, selbst Wesentlich zu werden“ (Jaspers, 1988, 277). Der Tod, sagt Sokrates, scheidet die Seele vom Körper. Philosophen, so Sokrates, versuchen die Verbundenheit Seele – Körper zu lösen, da uns der Körper auf dem Weg zu Erkenntnis hinderlich, und auf Sehen oder Hören kein Verlass sei. Das wahre Sein, wenn es sich überhaupt der Seele enthüllt, offenbart sich dem Denken, nicht den Sinnen (Russel, B., 1988). Weiter meint Sokrates, dass es das absolut Schöne, Gerechte und Gute gäbe, dass es sich jedoch nicht dem Auge erschliesst. „Solange wir daher in einem Körper leben und die körperlichen Übel auf die Seele übergreifen, wird unsere Sehnsucht nach Wahrheit nicht gestillt werden“ (in Russel, B., 1988, 157). Wenn es jedoch nicht möglich ist, mit dem Körper irgendetwas rein zu erkennen, können wir nur eines von beiden: Entweder niemals zum Verständnis gelangen oder erst nach dem Tod! Hier begegnet uns eine Vorstellung vom Tod, welche man mit Erlösung der Seele vom Leib beschreiben kann. Platons Philosophie ist eine Philosophie der Liebe zum Wissen, des Hingerissenseins und dem unbedingten Wollen, der Zugkraft die vom Erkenntniswillen ausgeht. „Der Sinn seiner Mitteilung ist, die Notwendigkeit, den Weg zu finden, zum Bewusstsein zu bringen, und das Beschreiten des Weges aus der Kraft des Suchens zu veranlassen“ (in Jaspers, 1988, 310).
Mit **SLOTERDIJK** sollen auch einige kritische Bemerkungen zu der berühmten Sterbeszene von Sokrates erwähnt werden. Sloterdijk spricht von einer deutlichen Inszenierung dieses Abschiedes durch Sorkrates: „Indem er sich weigert, trotz des offenkundigen Fehlurteils seiner Richter sich zu retten, wächst er bis zur letzten Konsequenz in den delphischen Orakelspruch hinein, der ihn den weisesten Mann seiner Zeit genannt hatte. Damit schafft er die Voraussetzungen dafür, dass Erinnerungen an ihn zum Neuen Testament der Weisheit geraten ... In seinem stillen Abgang von der Weltbühne liegt der Schlüssel zur weltweiten Verkündbarkeit seiner Doktrin. ... Philosoph ist demnach, wer sich um die Erhöhung seiner Sterbekraft so sehr bemüht hat, dass er sein eigenes Ende als Willenstat übernehmen kann. ... Ist also Philosophie im wesentlichen eine Euthanatologie – eine Lehre vom schönen und gekonnten und beweiskräftigen Tod?“ (Sloterdijk, P., 1993, 173).
Nach Sokrates und Platon haben sich die Todesvorstellungen in der Antike nochmals in zwei grosse Richtungen hin entwickelt, die sich diametral gegenüberstehen. Auf der einen Seite finden wir die Aussagen **EPIKURS**, auf der anderen Seite jene der **STOIKER**. Die Philosophie Epikurs (341– 270 v. Chr.) zielte vor allem darauf, den Menschen heitere Gelassenheit zu vermitteln (Russel, 1988). Für das Gute schlechthin hielt er die Lust. „Lust“ sagte er, „ist Anfang und Ende des glücklichen

Lebens" und „Ich weiss nicht, was ich mir unter dem Guten vorstellen soll, wenn ich mir die Freuden des Gaumens und der Liebe und die Lust am Hören und Sehen wegdenke" (in Russel, B., 1988, 263). Jaspers nennt dies den „epikureischen Selbstgenuss" (Jaspers, 1960, 312). Epikur sah in der Philosophie vor allem anderen ein praktisches System, wie zu einem glücklichen Leben zu gelangen sei. Erforderlich sei dazu nur der gesunde Menschenverstand, nicht Logik oder Mathematik, wie es z. B. Platon vorschwebte. Epikurs erklärtes Ziel war das des inneren Gleichgewichtes. Wenn möglich, wünschte er einen Zustand der mässigen Sättigung, nicht aber den des gierigen Hungers. Für die zwei stärksten Quellen der Furcht hielt Epikur die Religion und das Entsetzen vor dem Tod, die beide miteinander zusammenhingen (Russel, 1988). Epikur hielt die Religion entgegen der allgemeinen Auffassung, nicht für einen Trost. Der Unsterblichkeitsgedanke war seiner Meinung nach verhängnisvoll, da es dann keine Hoffnung auf Befreiung vom Schmerz gäbe. Das erinnert an einen Satz Grabbes, welchen Freud in seinem Artikel „Das Unbehagen in der Kultur" zitiert. Grabbe lässt seinen Helden Hannibal sagen: „Aus dieser Welt können wir nicht fallen. Wir sind einmal drin" (Freud, 1974, Bd. IX, 198). In Epikurs Ohren würde diese Aussage keinen Trost enthalten, sondern wie eine Drohung, ja wie eine Verdammung klingen. Epikur war Materialist und versuchte mit seiner Metaphysik zu beweisen, dass sich die Götter nicht in menschliche Angelegenheiten mischen und dass die Seele zugleich mit dem Körper zugrunde gehe. Die Seele bestehe aus Teilchen, die denen des Hauchs und der Wärme gleichen. Seelenatome seien im ganzen Körper verteilt. Beim Tod zerfällt die Seele. Ihre Atome bestehen zwar fort, sind jedoch nicht länger empfindungsfähig, da sie mit dem Körper keinen Zusammenhang mehr besitzen. Daraus folgert er, dass der Tod nichts für uns bedeute, denn das, was sich auflöst, sei ohne Empfindung, und was empfindungslos ist, bedeute nichts für uns (Russel, 1988). Der Tod gehe uns also nichts an, denn alles Gute, aber auch alles Schlimme beruhe auf der Wahrnehmung. Der Tod bedeutet aber nun den Verlust der Wahrnehmung. „Das schauerlichste Übel also, der Tod, geht uns nichts an; denn solange wir existieren, ist der Tod nicht da, und wenn der Tod da ist, existieren wir nicht mehr... Wir sind ein einziges mal geboren. Zweimal geboren zu werden, ist nicht möglich. Die ganze Ewigkeit hindurch werden wir nicht mehr sein" (Epikur in Condrau, 1991, 168).

Ungefähr gleichzeitig mit dem Epikureismus entstand die stoische Philosophie. Die ältere STOA (300–150 v. Chr.) wurde von **ZENON** gegründet, der sich in hohem Alter das Leben nahm. Im Gegensatz zu früheren, rein griechischen Philosophien (die ersten Stoiker waren zumeist Syrer, später Römer) erscheint der Stoizismus fast gefühlsarm, in gewissem Sinn sogar fanatisch. Sokrates war der „Hauptheilige" der Stoiker; seine Haltung vor Gericht, seine Weigerung zu fliehen und seine Ruhe vor dem Tod, seine Unabhängigkeit von leiblichen Annehmlichkeiten – das alles passte zur stoischen Lehre. Zenon glaubte, dass es so etwas wie Zufall nicht gäbe und dass das Naturgeschehen nach strengen Naturgesetzen bestimmt sei. Ursprünglich gab es nur Feuer; dann entstanden nacheinander die anderen Elemente – Luft, Wasser, Erde. Aber früher oder später würde es zu einem grossen Weltbrand kommen, und alles wird wieder zu Feuer werden. Dieser Vorgang, so meinten die Stoiker würde sich unendlich wiederholen. Sie glaubten also an einen sich ständig wiederholenden Kreislauf, nicht an das Ende der Welt, wie die christliche Lehre. „Alles was geschieht, ist bereits früher gewesen und wird wieder geschehen, nicht einmal, sondern unzählige Male“ (in Russel, 1988, 273). Die Stoiker hatten ein materialistisches Weltbild, in welchem Psychisches und Stoffliches auf die gleiche Stufe gestellt wurde. Gott, definierte Zenon als körperliche Substanz, als den feurigen Geist der Welt, und das ganze All hielt er für die Substanz Gottes. „Gott rinne durch die materielle Welt, wie Honig durch die Honigwabe „ (Russel, 1988, 275). Für den Stoiker ist auch die Seele Körper. Wichtig ist für ihn Anerkennung des Todes als natürliche, gesetzmässige und notwendige Abschlussphase jeglichen Lebens. „Es wäre Wahnsinn, meint **SENECA**, den Tod zu fürchten, denn fürchten könne man nur das Ungewisse. Das Gewisse erwarte man, besonders da der Tod auf einem gerechten, wenn auch unerbittlich strengen Naturgesetz beruhe“ (in Condrau, 1991, 170). Seneca schreibt in seinem Hohelied an den Tod: „O über die Toren, die nicht wissen, wie elend sie sind, wenn sie nicht den Tod als die beste Gabe der Natur preisen und erharren, mag er nun die Seligkeit umschliessen oder das Unglück vertreiben... allen ein Ende, vielen Erlösung, manchem Sehnsucht... Er (der Tod) ist’s, nach dem niemand mehr fremder Willkür unterworfen ist, er ist’s, in dem niemand mehr seine Niedrigkeit verspürt; er ist’s, der jedem offen ist; ... er ist’s, der macht, dass Geborenwerden keine Strafe ist, er ist’s, der macht, dass ich vor des Schicksals Drohen nicht ins Knie sinke, dass ich den Willen frei und mächtig seiner selbst bewahre...“ (in Condrau, 1991, 172). Seneca glaubt, dass die Seele aus der Welt des Göttlichen in unsere menschlichen Körper hinabgestiegen sei. Jedoch wohne sie frei in ihm, ist also nicht Besitz des Körpers. Die letzte und endgültige Befreiung der Seele vom Körper ist der Tod und die letzte Konsequenz der Selbstmord, vor allem wenn die Seele Gefahr läuft, ihr „Ziel zu verfehlen“. Das Leben ist nur ein Vorspiel für ein Besseres, der Todestag der letzte Tag für den Körper, ist der Geburtstag der Seele für die Ewigkeit (Condrau, 1991). Condrau beschreibt Senecas Philosophie mit den folgenden Worten: „Der schlagendste Beweis für die Abkunft der Seele aus höheren Regionen ist es, wenn sie diese Behausung, in der sie wohnt, für niedrig und eng erachtet, wenn sie den Austritt aus ihr nicht fürchtet. Denn wer sich seiner Herkunft erinnert, der weiss, wohin er gelangen wird. **Dann wird, was der Gefangenen für Momente durch die Philosophie gewährt wurde, für die Befreite ein um vieles volkommenerer und ewiger Zustand“** (Condrau, 1991, 176) [Hervorhebung v. Verf.].

Die Philosophie hat sich immer wieder und fast ausnahmslos mit dem Tod beschäftigt. Es sollten verschiedene Sichtweisen, welche die Philosophie anbietet, in Ausschnitten dargestellt werden. So konnte z. B. die Philosophie des Altertums die Menschen aus ihren Hadesvorstellungen erlösen; die Idee der Wiedergeburt und der Unsterblichkeit führten zu ganz neuen Möglichkeiten, den Tod zu akzeptieren, das Leben zu gestalten. Natürlich gäbe es noch unendlich vieles zu anderen grossen Philosophen zu sagen. Die vorliegende Arbeit soll jedoch keine Geschichte der Philosophie des Todes abhandeln. Deshalb soll jetzt ein grosser Sprung in die jüngere Vergangenheit gewagt werden, um zur **EXISTENZPHILOSOPHIE** zu kommen. Denn hier lässt sich nun tatsächlich ein neuer Ansatz in der Auseinandersetzung mit dem Todesproblem finden. Den Existenzphilosophen geht es nicht mehr vordergründig um die Frage, ob der Tod das absolute Ende der menschlichen Existenz sei, auch nicht darum was nach dem Tod geschieht, sondern vielmehr „um das **Verhältnis** des menschlichen **In–Der–Welt–Seins** zum **Tod**" (Condrau, 1991, 209). Berühmte Vertreter dieser Philosophierichtung sind Kierkegaard, Heidegger, Jaspers, Sartre. Kierkegaard war der erste, aber nicht der einzige Ahnherr der Existenzphilosophie. So finden wir bei Dichtern wie Rilke, Dostojewskij und Kafka ganz ähnliche Gedanken. Kierkegaard bedeutete eine Revolution für die Philosophie. Nicht nur, dass er sehr poetisch schrieb, er behandelt in seinen Schriften auch keine allgemeinen Probleme, sondern im Gegenteil, konkrete, bestimmte (wie er sie nannte) „existentielle" Probleme. Diese Richtung auf den einzelnen Menschen und seine konkrete jeweilige Situation ist allen Existenzphilosophen gemeinsam. Gemeinsam ist ihnen auch die Lehre von der Angst als Grundbestandteil des Daseins, von der Einsamkeit des Menschen und von der unaufhebbaren Tragik des Menschseins (Condrau, 1991). Die *Einsamkeit* des Menschen vor Gott, die Kierkegaard beschrieb, wurde in der späteren Existenzphilosophie zur Einsamkeit des Menschen vor dem Nichts, aus der sich die Grundbefindlichkeit der Menschen, *die Angst*, ergibt. Diese Angst jedoch führe zum Offenbarwerden des SEINS, führe hin zum SELBSTSEIN und zur FREIHEIT. Aus diesem Grund müsse die Angst nicht nur bewusst übernommen sondern auch ertragen werden (Entschlossenheit). Für Heidegger ist der Tod das Ende des In–der–Welt–seins und damit charakterisiert er den Tod als Angst. „Tod, dem man sich in der Angst als Mut aussetzen muss und nicht als reine Passivität" (Levinas, 1996, 67). Heidegger zeigt, dass das Sterben nicht das ist, was irgendeinen letzten Moment des Daseins kennzeichnet, sondern etwas, das die Weise selbst charakterisiert, in der der Mensch sein Sein vollzieht (Levinas, 1996). Existentielles Denken ist ein Denken, an dem jeweils der ganze körperlich–seelische–geistige Mensch mit all seinen Erfahrungen, Hoffnungen, Ahnungen und Befürchtungen, Sorgen und Nöten beteiligt ist. Nur einem solchen Denken, erschliesse sich die Wahrheit, das Wesentliche an den Dingen. Die Grundverfassung des Menschen ist das IN–DER–WELT–SEIN (Heidegger, 1926). Heidegger schreibt vom „geworfen–sein" in diese Welt als Besitz und Last eines jeden einzelnen. Das Dasein ist „je meines" und hat die Möglichkeit im *verstehenden* Ergreifen der Freiheit ein „eigentliches" Dasein zu werden, oder aber indem es seine Augen verschliesst, sich selbst zu verfehlen (Heidegger, 1926). Kierkegaard spricht von der Selbstverwirklichung des Menschen, nicht im egoistischen Sinn, sondern aus der Forderung nach dem Wagnis heraus, dem Wagnis des ***Werdens*** und der ***Freiheit.*** „Der Mensch, der nicht zur Verwirklichung des absoluten Selbst gelangt, der in der Relativität steckenbleibt, dieser „relative Mensch" verfällt der „Krankheit zum Tode", der totalen Verzweiflung über sich selbst, der absoluten Selbstauflösung. Die Freiheit des Menschen ist zweideutig; es ist die Freiheit zum Sein und die Freiheit zum Nichtsein" (in Condrau, 1991, 210). Kierkegaards Existenzphilosophie ist mehr als nur die Aufforderung sich mit dem Sinn von Leben und Tod auseinanderzusetzen. Hier geht es vielmehr um ein tiefes zu–sich–selbst kommen, ein Gedanke, dem wir u. a. in der Psychoanalyse wiederbegegnen. „Der Tod im weitesten Sinne", schreibt Heidegger in **Sein und Zeit** „ist ein Phänomen des Lebens" und weiter: „Der Tod ist eine Seinsmöglichkeit, die je das Dasein selbst zu übernehmen hat" (Heidegger, 1926, 246). Heidegger betrachtet das Sein zum Tode als die äusserste Möglichkeit des Menschen, sich dem Gewissesten seiner Existenz zu stellen. Für

Heidegger steht der Tod mitten im lebendigen Dasein. „Als geworfenes In–der–Welt–sein ist das Dasein je schon seinem Tode überantwortet. Seiend zu seinem Tode stirbt es faktisch und zwar ständig, solange es nicht zu seinem Ableben gekommen ist“ (Heidegger, 1926, 259). Zu fragen bleibt, wie sich aus dem Wesen des Lebens das des Todes bestimmt. Jede Untersuchung über das Verhalten des Menschen zur Todesfrage, gibt jedoch nicht Aufschluss über Sterben und Tod an sich, und schon gar nicht über das Wesen des Todes, „ ... sondern lediglich über die Existenz des Menschen als endliches In–der–Welt–sein“ (in Condrau, 1991, 214). Heidegger erkennt, dass die *Unausweichlichkeit* des Daseins durch das alltägliche Gerede in der Regel verdeckt und der Tod, der eine Grenzsituation darstellt, bagatellisiert wird. Er meint damit unsere Art über den Tod zu sprechen, so z. B.: „Unbekannte sterben“, „man“ stirbt oder „man stirbt am Ende auch einmal, aber zunächst bleibt man selbst unbetroffen“ (Heidegger, 1926, S.253). „Schon das Denken an den Tod gilt öffentlich als feige Furcht, Unsicherheit des Daseins und finstere Weltflucht. Das **man** lässt den Mut zur Angst vor dem Tod nicht aufkommen“ (Heidegger, 1926, 254). In Wirklichkeit sei es doch aber so, dass die einzige Möglichkeit des Daseins ist, sich als ein Abgeschlossenes, Ganzes zu erfassen. Das „Sich–vor–den–Tod– bringen“ sei eine unbewusste, dauernde Haltung des Menschen, ja im Grunde sei es ein „Vorlauf in den Tod“, mit dem sich die Existenz als SEIN ZUM TODE enthüllt. Entscheidend sei, dass wir die Zukunft des Todes in unserer Existenz anerkennen. „Der Tod als Ende des Daseins ist die eigenste, unbezügliche, gewisse und als solche unbestimmte, unüberholbare Möglichkeit des Daseins...“ (Heidegger, 1926, 258). Der Tod ist gewiss, der Zeitpunkt jedoch ist es nicht. Und damit, so die Existenzphilosophen, werden wir auf die Gegenwart zurückgeworfen. Kierkegaard meinte: „Der im Ernst gedachte Gedanke an den Tod ermöglicht erst wahres, wirklich gelebtes und gerichtetes Leben“ (Kierkegaard in Condrau, 1991, 210). Der Tod wirft uns Menschen auf uns selbst zurück. Er „befreit von der Abhängigkeit vom bloss Zufälligen und lehrt dagegen, die tatsächlichen Möglichkeiten, die der äussersten vorausgehen, erst vollständig begreifen und ergreifen. Der Vorgriff auf den Tod zerbricht jede Fixierung auf den jeweiligen Besitzstand“ (Ebeling, in Condrau, 1991, 215). Das entschlossene auf sich nehmen des Todes, bedeutet für Heidegger **Freiheit zum Tod**. Jedoch nicht im Sinne einer Flucht, sondern als illusionslose Konfrontation. Dies führe zu einem eigentlichen neuen Leben, indem es uns über das Alltagsleben erhebt und wirklich frei macht. Heidegger (1926, 259) lehnt es ab, über ein mögliches Jenseits zu diskutieren, da jeder diesbezügliche Trost auf eine Verdeckung des Todes hinauslaufe und damit auf eine „uneigentliche Existenz“. Die Angst vor dem Tod wird hier in der Existenzphilosophie zu einer Hilfe bei der Suche nach dem Sinn vom Sein. „Der Mensch kann und muss sterben, in den Tod aber darf er gehen. Der Tod ist ihm nicht verwehrt, wie er dem Tier verwehrt ist. Das verendete Tier ist tot. Es ging nicht in den Tod, weil es nicht um seinen Tod zu wissen vermochte. Doch es bleibt dem Menschen anheimgestellt, **ob er in das stirbt, was ihn immerwährend trug**. Verweigert sich der Mensch dem Tod, so fällt er ins Nichts zurück, durch das er in das Dasein einging und durch das er aus dem Dasein geht. Das Nichts ist die Schwelle des Todes und der Geburt“ (Berlinger, in Condrau, 1991, 216) [Hervorhebungen v. Verf.]. Levinas wirft hier die kritische Frage auf ob die Gesamtheit dessen, was sich im Sein abspielt, tatsächlich das Sein selbst ist. „Ist das Sein die Bedeutung von Sinn? ... Oder gibt es nicht hinter dieser Frage eine fragendere Frage, derart, dass der Tod sich trotz seiner Gewissheit nicht auf die Frage oder den Wechsel Sein–Nicht–Sein reduzieren lässt? ... Entstehen in diesem Sein, das wir sind, nicht vielleicht „Dinge", wo unser Sein nicht vorrangig zählt? Und wenn sich die Menschlichkeit nicht im Dienste des Seins erschöpft, erhebt sich dann nicht meine Verantwortung für den Anderen; in ihrer Emphase: meine Verantwortung für den Tod des Anderen, meine Verantwortung als Überlebender...?" (Levinas, 1996, 68).

SARTRE, der sich ebenfalls kritisch mit Heidegger auseinandersetzte, beschreibt den Versuch der Existenzphilosophie, dem Tod eine Bedeutung zu geben, so: „Es genügte den Tod als Endpunkt zu betrachten, der zur Reihe gehört. ... es gibt keine andere Seite des Lebens mehr, und der Tod ist ein menschliches Phänomen des Lebens, noch Leben. Als solcher beeinflusst er in einer Gegenströmung das ganze Leben; das Leben begrenzt sich mit Leben, es wird, wie die Welt Einsteins, **endlich, aber unbegrenzt;** der Tod wird der Sinn des Lebens, wie der Schlussakkord der Sinn der Melodie ist" (Sartre, 1997, 915) [Hervorhebungen v. Verf.]. Nach Sartre war es Heidegger vorbehalten, dieser „Humanisierung" des Todes eine philosophische Form zu geben. Sartre selbst jedoch meinte kritisch dazu: „Eine solche Theorie kann für uns offenbar zunächst nur etwas Bestechendes haben: indem sie den Tod verinnert, dient sie unseren eigenen Absichten; diese scheinbare Grenze unserer Freiheit wird, indem sie sich verinnert, durch die Freiheit vereinnahmt. Trotzdem dürfen uns weder das Gefällige dieser Ansichten noch ihr unbestreitbarer Wahrheitsgehalt beirren. Man muss die Untersuchung der Frage noch einmal von vorn aufnehmen... Man muss also alle Hoffnung aufgeben, den Tod, selbst wenn er „an-sich" ein Übergang zu einem nicht–menschlichen Absoluten wäre, als eine Luke zu diesem Absoluten hin betrachten zu können. **Der Tod enthüllt uns nur etwas über uns selbst und von einem menschlichen Gesichtspunkt aus ...**" und weiter: „...Was man zuallererst festhalten muss, ist der absurde Charakter des Todes. In diesem Sinn muss jeder Versuch, ihn als Schlussakkord am Ende einer Melodie zu bezeichnen, strikt zurückgewiesen werden" (Sartre, 1997, 917) [Hervorhebungen v. Verf.]. So ist der Tod für ihn auch keine „Möglichkeit des Daseins, sondern eine Nichtung meiner Möglichkeiten". Sartre wirft Heidegger vor, dass dieser seine Theorie vom „Sein– zum –Tode" auf der Gleichsetzung *Tod gleich Endlichkeit* aufgebaut habe. Sartre dagegen vertritt die Ansicht, dass die menschliche Realität auch endlich bliebe, wenn sie unsterblich wäre. „Endlich sein ist nämlich **sich wählen**, das heisst, sich das, was man ist, anzeigen lassen, indem man sich auf eine Möglichkeit hin unter Ausschluss anderer entwirft. Der Freiheitsakt selbst ist also Übernahme und Schaffung der Endlichkeit. Wenn ich mich mache, mache ich mich endlich, und daher ist mein Leben einmalig" (Sartre, 1997, 938). „Die Freiheit, die meine Freiheit ist, bleibt total und unendlich; nicht weil der Tod sie nicht begrenzte, sondern weil die Freiheit dieser Grenze nie begegnet, ist der Tod durchaus kein Hindernis für meine Entwürfe; er ist nur ein anderweitiges Schicksal, dieser Entwürfe. **Ich bin nicht frei zum Sterben, aber ich bin ein freier Sterblicher**" (Sartre, 1997, 941) [Hervorhebungen v. Verf.].

Die Existenzphilosophen gehen davon aus, dass das Todesproblem ein Problem des Lebens ist, das Sein zum Tode ein Sein zum Leben. In der Gewissheit des *Sterben-Müssens* läge auch gleichzeitig die Aufforderung zu einer möglichst umfassenden Erfüllung des Lebens.

Auf die ursprünglich gestellte Frage, ob die Philosophie Trost bieten kann, soll dieses Kapitel mit folgendem Zitat von Lévinas beendet werden: „Vielleicht ist nur eine Menschheit dieses Trostes würdig, die sich seiner auch enthalten kann" (Lévinas, 1996, 92).

2.2 Das Bild als verschlüsselte Botschaft

„Kunst ist der Versuch, die Bedeutung unserer Existenz zu verstehen."
(Rudolf Arnheim, 1998)

Im folgenden Kapitel soll der Frage nachgegangen werden, ob die bildende Kunst ein neues Verständnis über den Tod vermitteln, eine andere Einsicht wecken oder den Tod anders erfahrbar machen kann als dies durch Philosophie, Religion oder Wissenschaft möglich ist. Bei Max Beckmann können wir lesen: „Gestaltung ist Erlösung!" (Beckmann, in Erpel, 1985, 98) und Malraux meinte: „Die Erforschung der religiösen Gefühle, des Unbewussten, der magischen Gefühle hat uns mit der Vorhölle des Unerkennbaren vertraut gemacht, und die Antworten der Menschheit auf die Fragen, auf die es keine Antwort gibt, haben ihre mächtigste Sprache fast alle aus der Kunst geschöpft" (Malraux, A., 1975, 238).
Bilder bestehen aus graphischen Zeichen und was sie ausdrücken, drücken sie **durch sich selbst** aus. Anders als bei der Schrift, wo zwischen einem Zeichen und der Sprache eine direkte Beziehung besteht. Kein Zeichen des Bildes entspricht jedoch einem Wort (Widlöcher, 1995). Durch eine solche Mehrdeutigkeit ist zwar die Gefahr vorhanden, dass Bilder zu einer Quelle von „Missverständnissen" werden können, vor allem sind sie jedoch eine Quelle des Reichtums. Tarkowskij schrieb: „Ein Bild – das ist ein Eindruck von der Wahrheit, auf die wir mit unseren blinden Augen schauen durften" und weiter: „Das Bild ist eine phantastische Sache! In einem Sinne ist es sogar noch reicher als das Leben selbst, und zwar in dem Sinne, dass es die Idee absoluter Wahrheit ausdrückt" (Tarkowskij, 1996, 120). „Das Wesen eines Bildes ist seine Fähigkeit, Bedeutung durch sinnliche Erfahrung zu vermitteln" (Arnheim, R., 1998, 60). Bilder können aufgrund ihrer symbolhaften Gestaltung der Wirklichkeit weit über unsere verbale Ausdrucksfähigkeit und auch über die Grenzen unserer rationalen Erkenntnis hinausgehen. Bilder können uns Empfindungen, auch schwer Verbalisierbares auf eine gefühlsmässige und umfassende Art näher bringen. „... sie (die Malerei) verleiht sichtbare Existenz dem, was das alltägliche Sehen für unsichtbar hält ... Dieses verschlingende Sehen öffnet sich, über die visuellen Gegebenheiten hinaus, auf ein Gefüge des Seins..." (Merlau–Ponty, M. 1984, 19). Die bildende Kunst geht damit weit über das blosse Abbild hinaus und hierin zeigt sich die besondere Fähigkeit der Menschen, der äusseren realen Welt der Dinge, aus eigenem Willen eine zweite innere, geistige Welt entgegenzusetzen. Diese innere, geistige Welt können wir durch unsere Wünsche, Phantasien und Reflektionen verändern. Die Symbolik spielt bei diesem kreativen Akt, nämlich der „Übersetzung" der geistigen Welt in Sichtbares (dem Bild), eine grosse Rolle. Das Symbol bildet dabei den Berührungspunkt zwischen diesen beiden Seinsebenen und hat somit auch an beiden teil. Es zeigt im Sichtbaren ein Geistiges (Unsichtbares). Durch dieses Transzendieren, dieses Übergreifen auf eine andere Seinsebene entzieht sich das Symbol einem nur begrifflichen Denken, es lässt sich also mit der ratio allein nicht in seiner Tiefe ausloten, genausowenig, wie es nicht vom Intellekt allein hervorgebracht wurde (Lurker, M., 1992). Gerade dort wo es um Erfahrungen, Erkenntnisse geht, die unsere sinnlich wahrnehmbare Welt übersteigen, zeigt sich auch die Begrenztheit unserer sprachlichen Möglichkeiten. Bilder können mit

einer ungeheuren Dichte Assoziationen auslösen, lassen Spielraum und Freiheit wo unsere Sprache oft nur noch einengendes Hindernis ist.

In diesem Abschnitt der Arbeit soll es um Todesdarstellungen in der bildenden Kunst gehen. Der uralte, allen Kulturen und Religionen gemeinsame Glaube an ein Weiterexistieren nach dem körperlichen Tod, die enge Beziehung des Todes zum Begriff des Göttlichen und die Idee des postmortalen Gerichtes können wir in unzähligen Bildern finden. Darstellungen von der Hölle als Ort ewiger Verdammnis, die Vorstellung eines reinigenden Feuers nach dem biologischen Tod, Themen wie Schuld, Busse, existentielle Angst, Hoffnung auf Erlösung, Tod als Strafe für Sünde, Auferstehung, Jenseitsvorstellungen usw. sind uns aus den unterschiedlichsten Epochen bekannt. Bei Hieronymus Bosch (1453–1516) z. B. finden wir eindrücklichste Bilder zu dieser Thematik. Zerstörung, Wahnwitz, das Höllische und Dämonische, die Verdammnis, Endzeitbefürchtungen, das ganze Glück und Unglück unseres Daseins zeigt sich bei Bosch in einer ausserordentlich faszinierenden, rätselhaften Chiffrensprache.

Das jüngste Gericht (Ausschnitt aus dem Mittelbild); Hieronymus Bosch

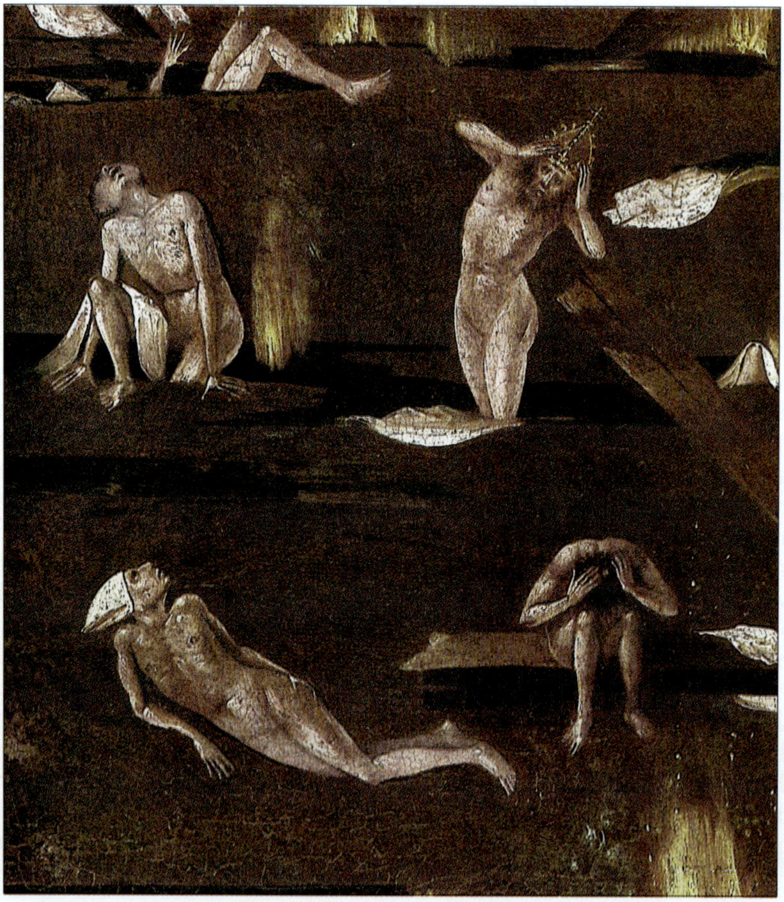

Das jüngste Gericht (Ausschnitt aus dem Mittelbild); Hieronymus Bosch

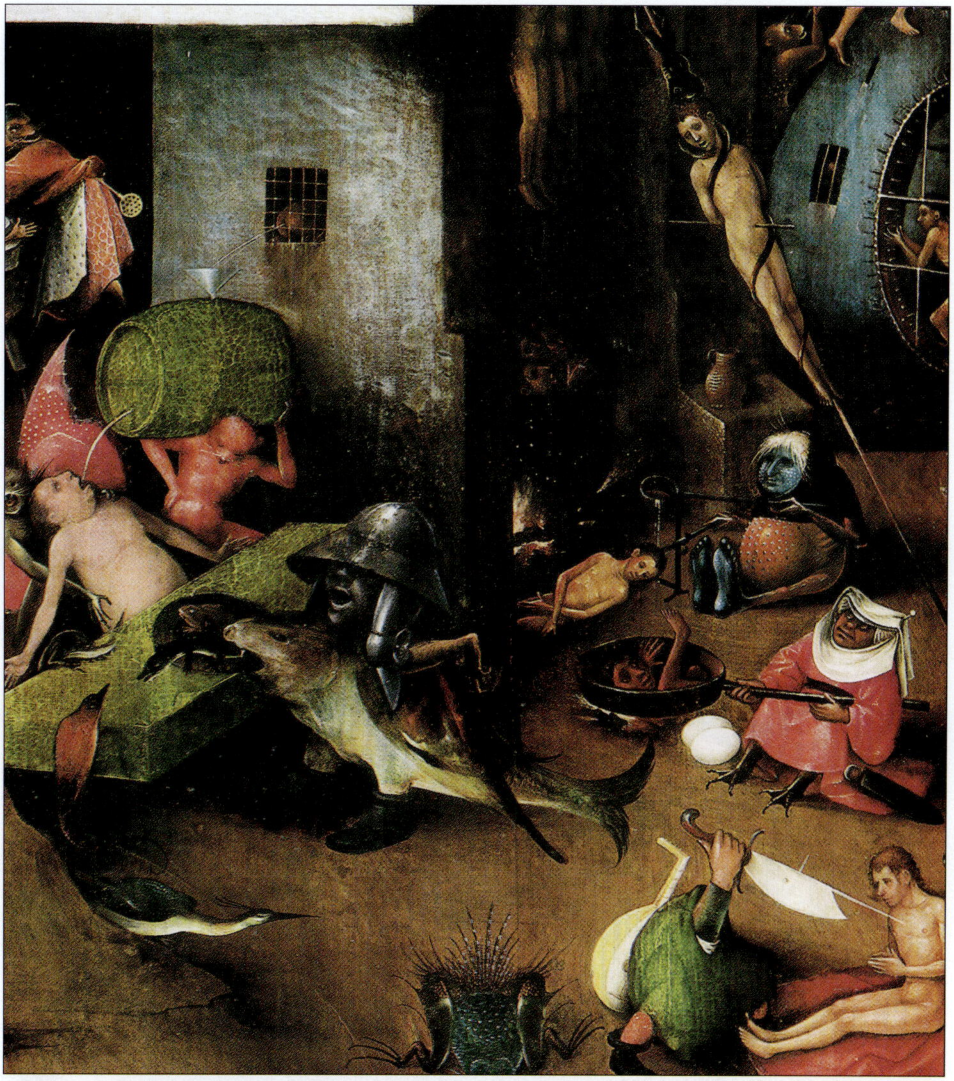

Das jüngste Gericht (Fragment; Ausschnitt) ; Hieronymus Bosch

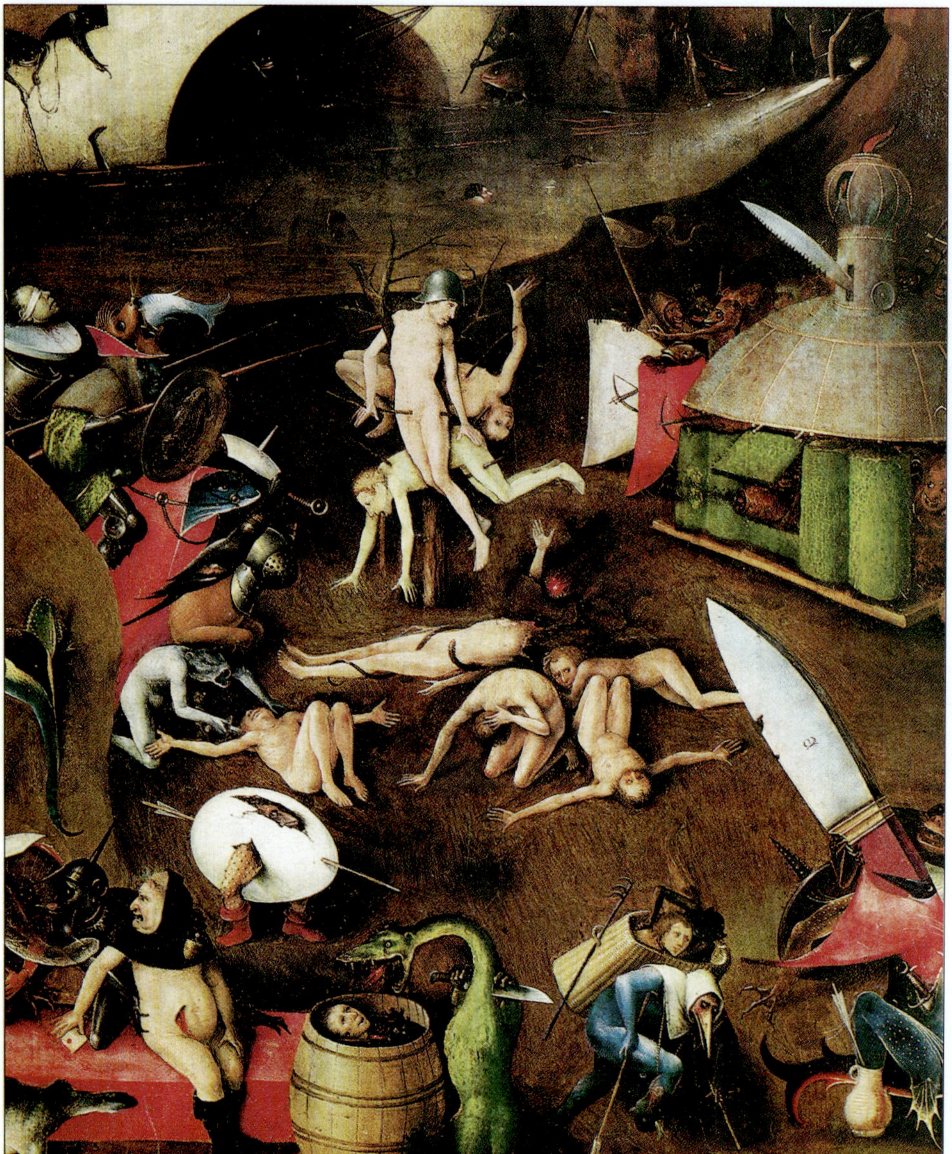

Ausdruck für einen gewaltigen Wandel im Todesverständnis des Abendlandes sind die **Totentanz** Darstellungen am Ende des Hochmittelalters. Für den mittelalterlichen Menschen war der Tod stets gegenwärtig. Er verwies auf die Erlösung im Jenseits, das allein wahres Leben und Befreiung dieses in Sünde und Schuld verstrickten Daseins garantierte. Die Erlösung kam von Christus der durch das auf–sich–nehmen seines Todes den Tod besiegt hat. Die historische Wirklichkeit des 14. Jh. konfrontierte die Menschen mit riesigen Hungersnöten, Seuchen wie Lepra und Pest die sich in ganz Europa mit einer unglaublichen Geschwindigkeit ausbreiteten. Man schätzt, dass etwa 30% der Bevölkerung Europas an der Pest der Jahre 1347–1352 zugrunde gingen (Kaiser, 1992, 27). Alle gesellschaftlichen Verhältnisse und Konventionen brachen wie Kartenhäuser zusammen. Das Zerfallen von Familienbindungen, von Freundschaften, von Gruppenbeziehungen aller Art, das oft panische Hinwerfen von Berufspflichten besonders der Ärzte, Notare und Priester, die schamlose Bereicherung an herrenlos gewordenem Besitz erzeugten offensichtlich ein Gefühl allgemeinen Niedergangs und kollektiver Trostlosigkeit. Der Tod konnte nicht mehr trostreich, als Übergang zum Jenseits erfahren werden, sondern zeigte sich drastisch, gewalttätig und in unvorstellbarem Ausmass. Zu den Schrecken der Pest gehörte auch das hilflose Warten auf ihr Eintreffen. Das war die Stunde der Geisselungen und der Busspredigten. In der Aussicht auf den bevorstehenden Tod zeigte sich jedoch auch eine zweite Haltung der Menschen: Carpe diem – geniesse den Tag, es könnte dein letzter sein! So gibt es auch Berichte von wildesten Ausschweifungen und Festen, die nur ein weiteres Indiz für die kollektive Hysterie waren. In diese Zeit fallen die personifizierten Todesdarstellungen: ein Tod, der wie aus eigener Initiative heraus zu handeln fähig ist, gegen den die Menschen ohnmächtig und hilflos sind. Der Tod als Mumie, Skelett oder Kadaver mit seinen Attributen Sense, Sichel, Haue, Hacke, Stundenglas und Musikinstrument. „Der Tod wurde zur anonymen aber omnipräsenten eklen Figur der Endlichkeit schlechthin“ (Haas, 1994, 76). Das Eingelassensein des Totentanzes in das Pestzeitalter lässt das harte Gegenüber von Tod und Leben und diese seltsame dramatische Erregtheit besser verstehen. Aber all das ist ja nur die eine Hälfte der Wirkung, und es erklärt sicher nicht den Schock, der von den Totentänzen ausgeht. Das Aufwühlende, das Erschreckende und zugleich Faszinierende ist nicht die – für den mittelalterlichen Menschen fast vertraute – Gestalt des Todes, sondern der Umstand, dass sie tanzt! Der Tod, der wild–groteske Tänze vollführt und damit den Tanz als den Innbegriff des Lebendigen für sich beansprucht. Fast kann man meinen, er äfft das Leben auf grausige Weise nach, führt uns eine Imitation vor Augen – das macht wohl das eigentlich schockierende der Totentänze aus. **Totentanz**, das ist ein merkwürdiges Wort. In seiner Vieldeutigkeit kann es viele Assoziationen in uns wecken. Auch in der modernen Kunstszene taucht das Thema des Totentanzes immer wieder auf. Jedes Zeitalter hat seine Totentänze. Der Totentanz gehört sozusagen zur „Innenausstattung“ des europäischen Menschen, ist sofort für alle präsent und musste nicht „wiederentdeckt“ werden, obwohl er ja eine eher befremdliche Erfindung des 14. bis 15. Jh. ist. Seit dem späten Mittelalter sind die Totentanz Darstellungen nicht nur Schock, sondern auch Mittel und Versuch die Angst zu bannen. Der Totentanz enthält eine spezifische soziale Information, die vielleicht oft untergeht im totalen Gedanken an die alles bestimmende Todesdrastik. Es geht hier weniger um eine religiös gedeutete Situation, wie der Tod von jedem Lebenden Besitz ergreift, sondern um eine menschlich tragische Situation, in der die Spitzen der Gesellschaft ebenso vom Tod getroffen werden, wie die Niederschicht. Das Jedermann–Motiv steht hier im Mittelpunkt. Anstelle der Vorstellung von Hölle und Paradies ist die von der eigenen physischen Vernichtung getreten, des tragischen menschlichen Untergangs der eigenen Person. Es geht um den Gewaltvorgang, der mit naturhafter Notwendigkeit das Leben beendet – ohne grosse Transzendenz. So entstehen emotional aufgeladene Bilder wie z. B. der Tod und das Mädchen, von Hans Baldung oder Niklaus Manuel. Um 1510 wurde dieses Thema von Baldung erstmals sehr eindrucksvoll aufgegriffen. Dargestellt werden Erotik und Schönheit, Vergänglichkeit, drohender körperlicher Verfall, das abrupte Beenden einer Zukunft voller Leidenschaft. Das Motiv von Tod und Mädchen wurde zu einem Kardinalthema der Kunst seit der Zeit der Totentänze. Intensive Auseinandersetzungen mit diesem Thema finden wir natürlich auch in der zeitgenössischen Kunst.

Der Tod und das Mädchen (Hans Baldung, 1517)

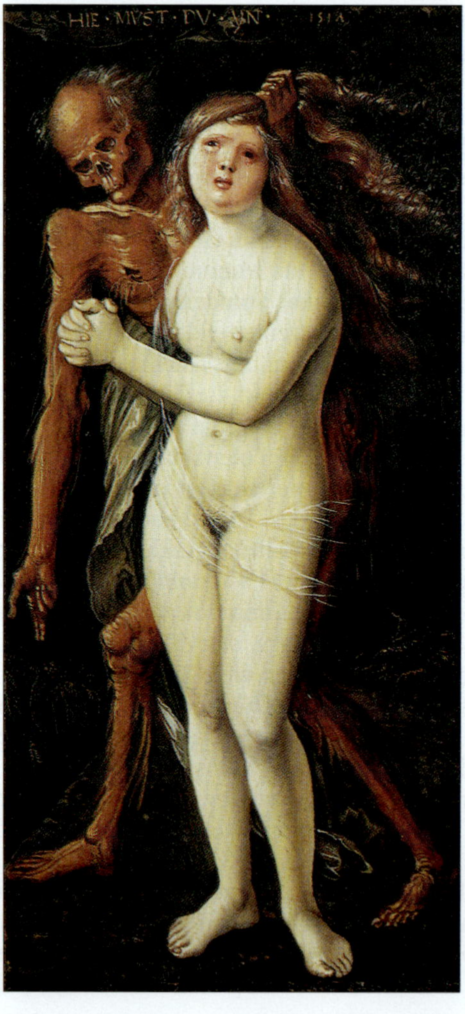

Grosser Akt (Hubertus Giebe 1996–97, © VG Bild-Kunst Bonn, 2001)

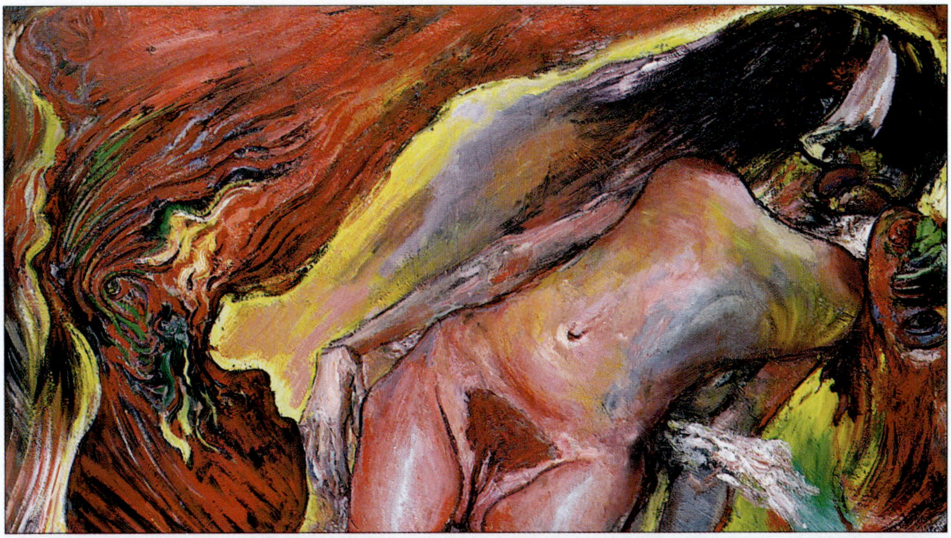

Nun sind die Totentänze nur eine Form der Darstellung des Todes in der bildenden Kunst. Bei James Ensor z. B. stossen wir in Bildern wie „Triumph des Todes“ auf eine vollkommen andere Form der Gestaltung dieser Thematik. Der Tod trifft die entsetzte Menschenmenge oder er verfolgt mit der Sense in der Hand die Menschenmenge (siehe Abbildung S. 44). Neben der Darstellung des personifizierten Todes gibt es natürlich unzählige Werke, in welchen der Tod stimmungsmässig, atmosphärisch eingefangen wird, wie z. B. bei Arnold Böcklins „Toteninsel“. Diese „Todeslandschaften“ unterscheiden sich wesentlich von der eher makabren Darstellung der Totentänze. Sie vermitteln uns oft das Gefühl von Endzeitstimmung und abgrundtiefer Verzweiflung, oder aber ganz entgegengesetzt die Vorstellung eines lieblichen, sanften Todes. Die Auseinandersetzung mit dem Tod findet **in** diesen Bildern und **über** diese Bilder statt. Es ist, als würde das Bild zwischen dem Künstler und dem Tod stehen. Die Auseinandersetzung ist verschieden, ob der Tod als Schlaf, als Übergang zu einem anderen Leben oder als endgültiger Abschluss begriffen wird. Die heutigen Todesvorstellungen enthalten Anschauungen aus verschiedenen Zeiten und Kulturstufen. Die aus der Geschichte stammenden magisch–religiösen Vorstellungen mischen sich mit den rational–naturwissenschaftlichen der Gegenwart. Der „modernen“ Auffassung vom Tod, als dem natürlichen Daseinsende stehen archaische Bilder gegenüber, die tief in uns verwurzelt sind.

Triumph des Todes (James Ensor, 1892)

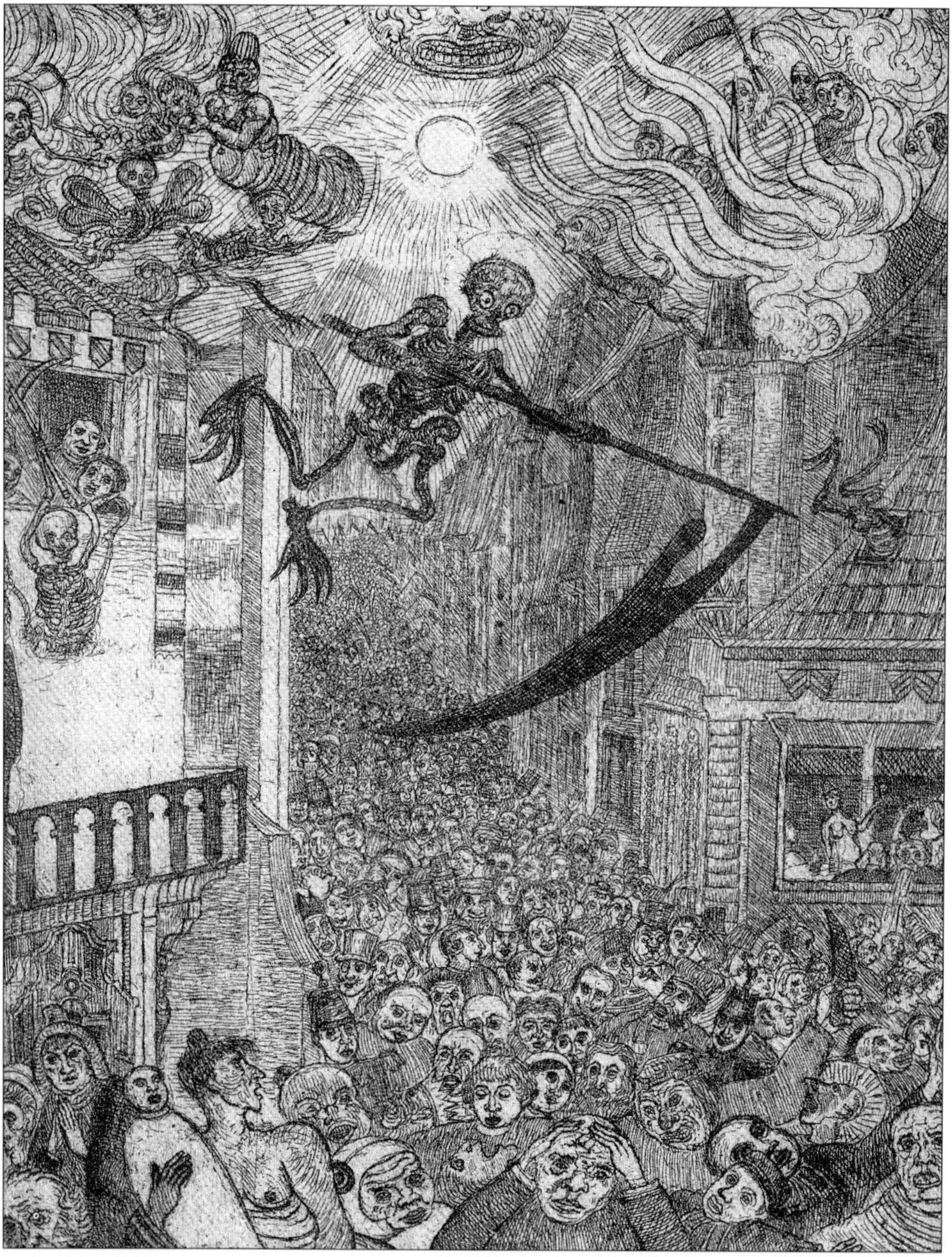

Hubertus Giebe, ein in Dresden lebender und arbeitender Maler, eröffnet uns mit vielen seiner Bilder einen enormen Assoziationsraum zum Thema Tod und malt damit „am Gegenteil behäbiger Selbstzufriedenheit“ (Volpert, A., 1995, 75). Hubertus Giebe notierte folgende Zeilen von Nietzsche in seinen Aufzeichnungen: „Den Geruch verstaubter Ewigkeiten atmete ich: schwül und verstaubt lag meine Seele. Und er hätte dort auch seine Seele lüften können? Helle Mitternacht war immer um mich, Einsamkeit kauerte neben mir; und, zu dritt, röchelnde Todesstille, die schlimmste meiner Freundinnen“ (Nietzsche, F., 1937, in Giebe, H., 1998, 9).

Der Schädel (Hubertus Giebe 1993, © VG Bild-Kunst Bonn, 2001)

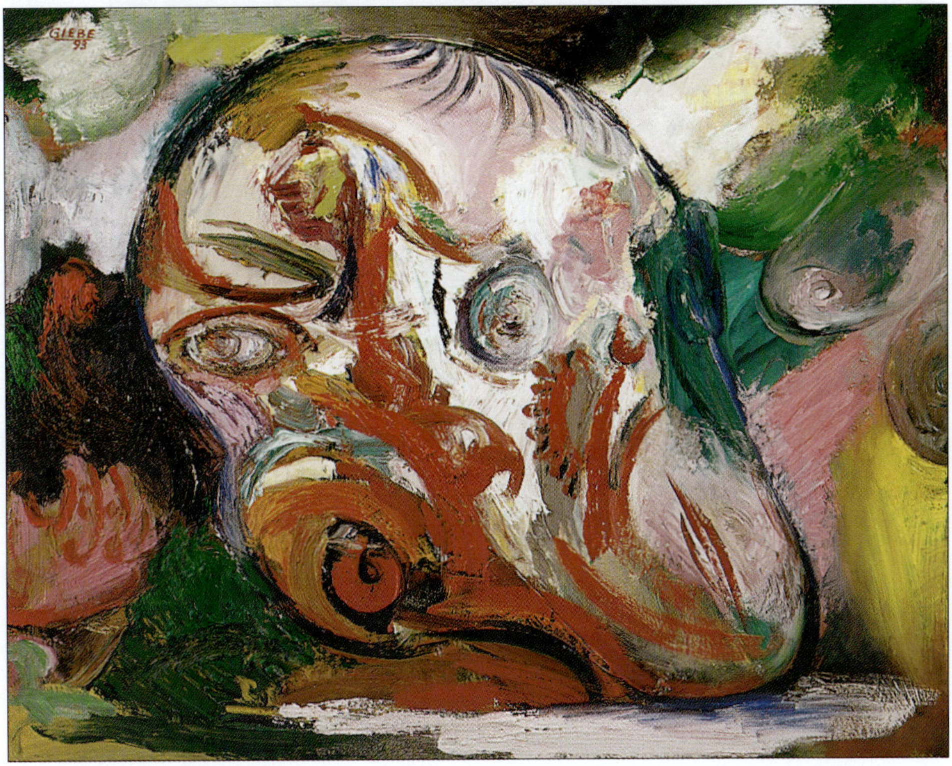

Der Wanderer (Hubertus Giebe 1996, © VG Bild-Kunst Bonn, 2001)

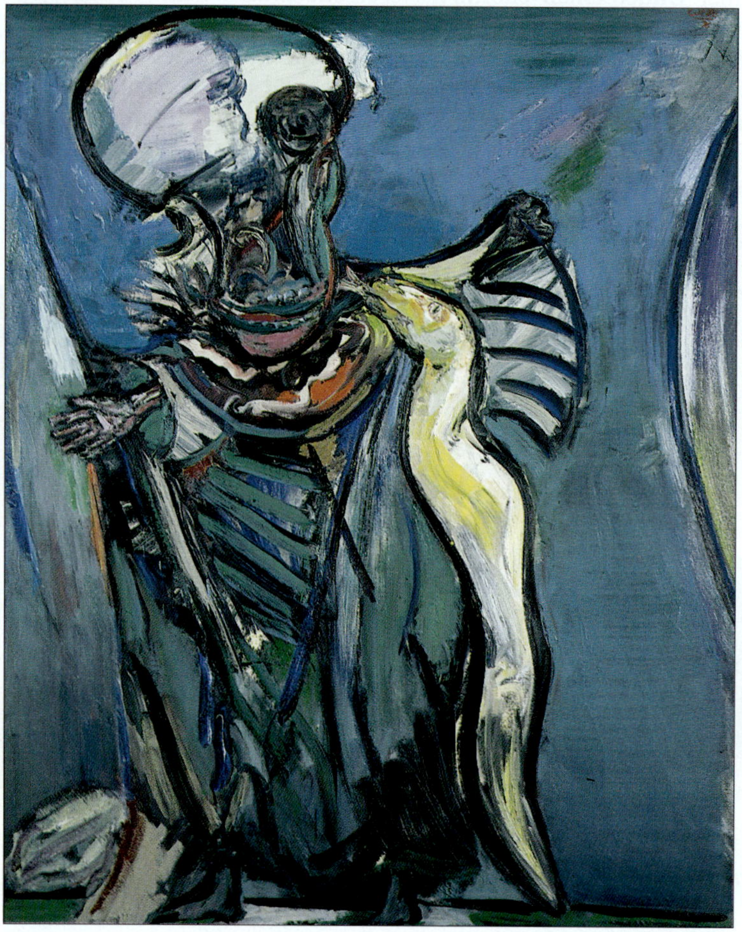

Das Gehäuse II (Hubertus Giebe 1995, © VG Bild-Kunst Bonn, 2001)

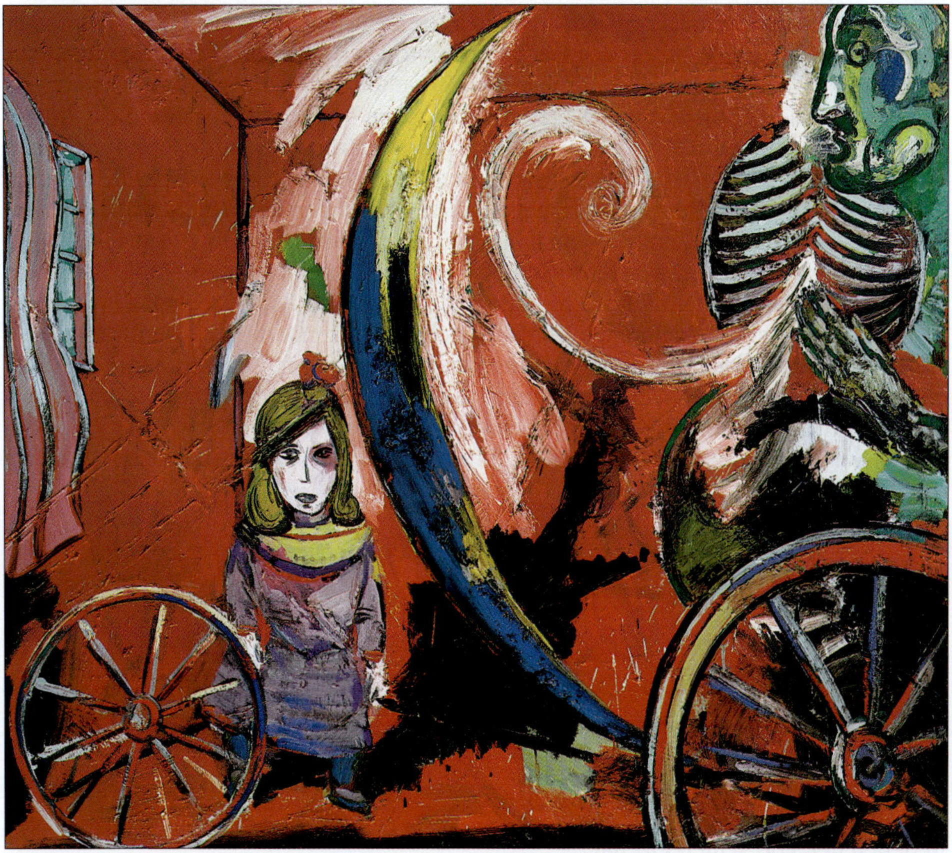

Ausgangspunkt dieses Kapitels war die Frage, ob die Kunst uns bezüglich der Todesvorstellungen einen anderen Zugang, ein neues Verständnis ermöglichen kann als dies die Philosophie oder die Wissenschaft zu geben vermag. Bei Camus kann man folgende Zeilen lesen: „Es gibt keine Grenzen zwischen den Disziplinen, denen der Mensch sein Verständnis und seine Liebe widmet. Sie durchdringen sich gegenseitig, und sie gründen sich auf dieselbe Angst“ (Camus, 1997, 101). Nach Camus ist ein Kunstwerk immer zugleich ein Ende und ein Anfang und es ist Ergebnis einer

unausgesprochenen Philosophie, ihre Veranschaulichung und Krönung. „Der Ausdruck beginnt, wo das Denken aufhört“ (Camus, 1997, 103). Bocola (1994) schreibt, Kunst sei eine Form geistiger Wirklichkeitsbewältigung. Dies gilt meiner Meinung nach für alle Arten des Gestaltens und des Ausdrucks, im Besonderen für die uns hier vorliegenden Kinderbilder. Immer geht es um den Ausdruck von Gefühlen, sei es nun mit bewusst eingesetzten stilistischen Mitteln oder spontan.
Wenn man nicht selbst mit der Diagnose Krebs konfrontiert wurde, kann man sich die erdrückende Wirklichkeit dieses bestimmten Krankheitszustandes, die inneren Vorgänge, nur vorstellen: was es heisst, sich mit seiner eigenen Sterblichkeit zu konfrontieren und rund um die Uhr mit einer solch erdrückenden Angst und Ungewissheit zu leben; oder wie Krebs das eigene Selbstbild in Frage stellt, nicht nur durch drohende verstümmelnde Operationen, dem Auseinanderbrechen des Alltags, dem Verlieren von Beziehungen und Möglichkeiten, sondern auch durch eine veränderte Selbstwahrnehmung. Die Konfrontation mit dieser Thematik forderte eine eigene starke innere Auseinandersetzung mit der Todesproblematik. Es schien mir für die vorliegende Arbeit wichtig, mich den Todesvorstellungen von ganz verschiedenen Seiten zu nähern, um einen tieferen Zugang zu den vorliegenden Kinderzeichnungen finden zu können.

2.3 Die Entwicklung von Todeskonzepten bei Kindern

„... Sprechen über den Tod
kann aber auch bedeuten:
das Leben betrachten
und all seine Stationen,
in denen der Tod seinen Ort hat,
nicht nur als bitterer Restgeschmack
unseres Daseins,
sondern geradezu als die Voraussetzung dafür,
dass Leben überhaupt denkbar ist...“

(Peter Scheiner)

Welche Vorstellungen vom Tod haben Kinder und wie entwickelt sich ihr Todesbegriff in Abhängigkeit vom Alter? Wie beschreiben Kinder den Zustand des Totseins? Und ab welchem Alter vermögen Kinder ihre eigene Sterblichkeit zu erkennen?
Wittkowski (1990) bezeichnet als **Todeskonzept** die Gesamtheit aller kognitiven Bewusstseinsinhalte (Begriffe, Vorstellungen, Bilder) die einem Kind oder Erwachsenen zur Beschreibung und Erklärung des Todes zur Verfügung stehen. Das Todeskonzept beinhaltet dabei sowohl eine **kognitive** Komponente (Wahrnehmung, Denken) als auch eine **emotionale** Komponente, welche die mit den einzelnen kognitiven Inhalten des Todeskonzeptes verbundenen Gefühle abdeckt (Wittkowski, 1990, 44). Es geht dabei also um die Gesamtheit aller Bewusstseinsinhalte, die ei-

nem Menschen zur Beschreibung und Erklärung des Todes zur Verfügung stehen. Das Todeskonzept wird als zusammengesetzt aus mehreren Subkonzepten begriffen, die je nach Autor etwas variieren. Ging man ursprünglich von bis zu zehn Dimensionen aus, (z. B. Kane, 1979) hat man sich heute in der Regel auf vier bzw. drei Dimensionen geeinigt, wie sie auch für das Erwachsenenalter gelten. Diese Komponenten sind:

1. die **Nonfunktionalität** (die Erkenntnis, dass alle lebensnotwendigen Körperfunktionen mit dem Eintritt des Todes aufhören)
2. die **Irreversibilität** (Unumkehrbarkeit des einmal eingetretenen Todes)
3. die **Universalität** (Einsicht, dass alle Lebewesen sterben müssen)
4. die **Kausalität** (die Ursachen des Todes sind physikalischer oder biologischer Art) (Wittkowski, 1990).

Wittkowski (1990) zitiert eine interessante Studie zur Entwicklung des Todeskonzeptes bei gesunden Kindern von Maria Nagy aus dem Jahr 1948. Nagy untersuchte 378 Kinder zwischen 3 bis 10 Jahren, aus dem Raum Budapest. Die Kinder fertigten Zeichnungen vom Tod an, äusserten ihre Gedanken und Gefühle zum Thema Tod, oder schrieben in Aufsätzen alles nieder, was ihnen zum Thema Tod in den Sinn kam. Die Auswertung zeigte, wie Todesvorstellungen der Kinder im Einklang mit ihrer Entwicklung stehen und sich verändern.

Stufe I (3–5 Jahre): Der Tod erschien den Kindern als Fortsetzung des Lebens auf niedrigerem Niveau, d.h. Tote waren für die Kinder weniger lebendig, weniger aktiv, sahen und hörten schlechter als die Lebenden und waren kaum hungrig. Totsein und Schlaf wurden auf dieser Stufe als sehr ähnliche Zustände begriffen. Wichtiges Kennzeichen dieser Stufe sei, dass Kinder den Tod für reversibel hielten. In dieser „magischen" Phase glauben Kinder, dass sie den Tod durch bestimmte Verhaltensweisen (z. B. sich verstecken oder lachen) vermeiden können.

Stufe II (5–9 Jahre): Der Tod wurde personifiziert und *als von aussen her wirkende Kraft gesehen, der nicht alle Menschen zwangsläufig unterworfen sind* (Wittkowski, 1990, 47). Zwar würde auf dieser Stufe der Tod als endgültig verstanden, aber die Idee der eigene Tod sei vermeidbar, blieb bestehen. Das Verständnis von der Universalität des Todes und damit der eigenen Sterblichkeit sei noch nicht vorhanden. In dieser Altersstufe entwickeln Kinder häufig eine grosse Neugier auf alles, was mit Tod zusammenhängt. Ausserdem tauchen zunehmend Ängste vor dem Tod auf.

Stufe III (9–10 Jahre): Ab neun Jahren verfügen viele Kinder über ein Todeskonzept, wie es von Erwachsenen geteilt wird. Auf dieser Stufe verstanden die Kinder den Tod als unvermeidlich und endgültig. Sie erkannten seine Universalität und dass sie selbst davon ebenfalls betroffen sind. *Der Tod wurde als Aufhören körperlichen Lebens und als etwas erkannt, das sich im Organismus vollzieht* (Nagy, in Wittkowski, 1990, 47).

Nicht nur die kognitiven sondern auch die emotionalen Komponenten bestimmen das Todeskonzept eines Menschen. In mehreren Untersuchungen zeigte sich, dass jüngere Kinder (um 6 Jahre) keine oder nur sehr wenig Angst im Zusammenhang mit Tod und Sterben zeigten. Erst wenn die Kinder die Bedeutung des Todes für sich erkannten, nahm die Intensität der Angstgefühle zu. All diese Angaben gelten für gesunde Kinder. Kinder, die an einer lebensbedrohenden Krankheit leiden, haben oft schon viel früher ein umfassenderes Verständnis vom Tod. Mehrere Autoren (Wittkowsi, 1990, Spinetta, 1974) gehen davon aus, dass sich die Ängste sehr junger sterbenskranker Kinder (unter 5 Jahren) vor allem auf Trennung, Einsamkeit und verschiedene Aspekte der Hospitalisierung beziehen. Im Altersbereich von 6 bis 10 Jahren dagegen, können Kinder die Ernsthaftigkeit und Bedrohung ihrer Krankheit erfassen und Angst vor dem Tod erleben. Viele Studien belegen, dass sterbenskranke Kinder über ihre Prognose und ihren Zustand sehr gut Bescheid wissen, selbst wenn sie nicht ausdrücklich informiert wurden. So beschreibt Bluebond–Langer (1977, 1978), dass die Kinder nicht nur genau über die bauliche und personelle Struktur im Krankenhaus sowie die Räumlichkeiten orientiert waren, sondern auch detaillierte Kenntnisse über ihre Krankheit, den Krankheitsverlauf sowie über die Prognose hatten. In der Studie wird betont, dass die Kinder nicht von den Eltern und dem Klinikpersonal darin unterrichtet wurden. Wie gut die Kinder auch über die verschiedenen Aufgabenstellungen des medizinischen Personals Bescheid wissen, lässt die folgende Zeichnung der zehnjährigen, an Leukämie erkrankten Nora ahnen. Sie erzählte zu ihrem Bild: „ Das ist so eine Schachtel, die sie im Labor haben. Da haben sie Nadeln darin ... sie stechen damit in den Finger, da rechts hat es Pflaster. Mit dieser Schachtel schauen sie, ob das Blut gut ist. Nachher sagen sie es dem Doktor. Da hat es zwei Stifte, das andere ist so Wasser, das sie brauchen. Da oben sind Tücher, um das Blut abzuputzen. Da sind noch Gläser, wo sie das Blut drauf tun und verstreichen ...“.

Bild 1, Nora

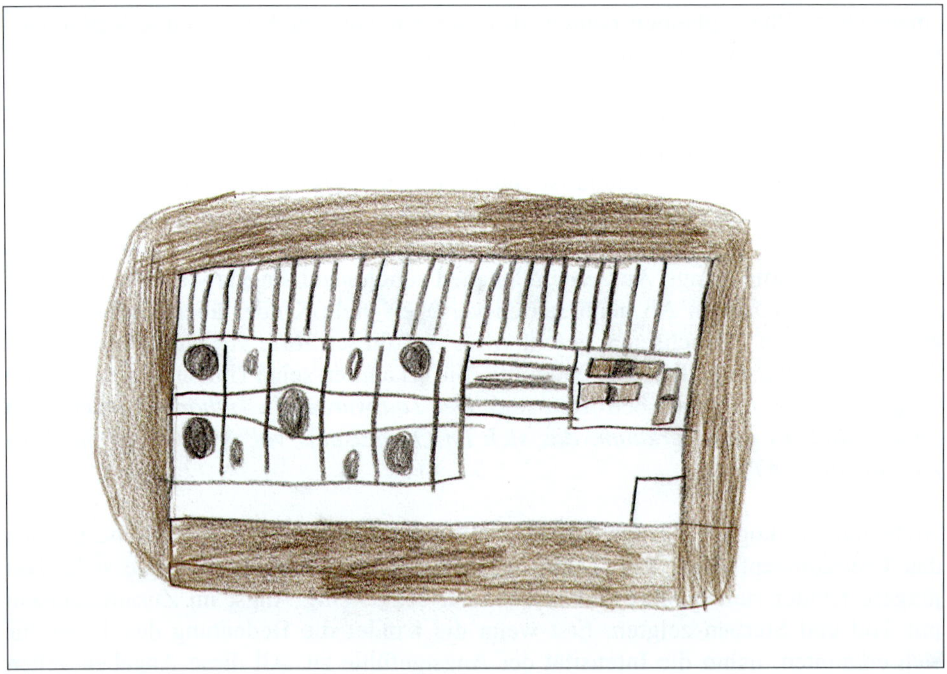

Nach Ansicht der Untersucher erfolgt der Erwerb dieser Kenntnisse über fünf Phasen, die sie ausführlich beschreiben. Dieser Prozess geht einher mit einer Veränderung des Selbstkonzepts. Je nach Phase hielten die Kinder eine teilweise Besserung durchaus noch für möglich und wahrscheinlich. Schliesslich jedoch schätzten sich die Kinder als für immer schwer krank ein und sahen keine Möglichkeit zur Besserung mehr. In der letzten Phase, in welcher sie auch vom Tod anderer Kinder erfahren hatten, erkannten sie, dass der Wechsel von besserem und schlechterem Zustand nicht ewig fortdauert, sondern dass am Ende der Tod steht. Wittkowski (1990) zitiert mehrere Studien, aus denen klar hervorgeht, dass sich selbst sehr junge Kinder (4–5 jährig) über die Konsequenzen ihrer Krankheit und den bevorstehenden Tod bewusst waren, auch wenn die Eltern versucht hatten, dieses Wissen von ihnen fernzuhalten. Viele Arbeiten zeigen, dass unheilbar kranke Kinder sich mit Tod und Sterben auseinandersetzen, dass sie Angst haben und eine Tendenz zeigen, sich von wichtigen Bezugspersonen zurückzuziehen. Im Prinzip zeigen sterbenskranke Kinder bei der Annäherung an ihren Tod ähnliche Verhaltensweisen wie Erwachsene. Sie reagieren mit Zorn, Schuldgefühlen, Verneinung und Angst (Wittkowski, 1990). Bammer (1984) zitiert den Brief eines dreizehnjährigen, leukämiekranken Mädchens, welchen sie kurz vor ihrem Tod geschrieben hat. Darin schreibt sie, dass Menschen mit Leukämie leiden, weil sie weiterleben möchten, dass ihre Heilungchancen heute recht gross sind, und dass man, statt sie zu bemitleiden, ermuntern sollte, aktiv gegen ihre Krankheit anzukämpfen. Aktives Engagement im eigenen Heilungsprozess kann den Unterschied zwischen Rückfall und Remission ausmachen (Block, K.I., 1998). „Man muss sie (die Krebspatienten) als Menschen mit Gefühlen und nicht als bemitleidenswerte Objekte betrachten. Ist das wirklich so schwierig?“ (Bammer, 1984, 19).
Jedoch werden Gefühle im Zusammenhang mit dem eventuell bevorstehenden Tod nicht nur offen geäussert, sondern manifestieren sich oft in versteckter Form, z. B. in Zeichnungen, spielerischen Gestaltungsverfahren oder projektiven Geschichtenerzählungen (Bürgin, 1978).

In der klinischen Arbeit bilden die Kenntnis des Kontextes, in welchem z. B. eine Zeichnung entsteht, die Beobachtung von Veränderungen innerhalb einer Zeichnungsserie, die Kenntnis der Geschichte des Kindes und seine Kommentare eine wichtige Hilfe zum Verständnis. Eine grundlegende Voraussetzung für das Verständnis von Kinderzeichnungen, bildet neben der Kenntnis des Kontextes auch das Wissen über den Ablauf der zeichnerischen Entwicklung von Kindern.

3. Zum Verständnis von Kinderzeichnungen

„Die Phantasie ist wie ein Vogel,
der auf leichten Schwingen
über den Erfahrungen des Alltags kreist.“

(Lebéus, A.-M., 1993,7)

Das Interesse an allem, was mit Kindern zusammenhängt und der Wunsch, das seelische Wachstum eines Kindes zu verstehen führt fast zwangsläufig zur Beschäftigung mit Kinderzeichnungen. Bilder gehören zu den ersten Dingen, welche die Gestaltungskraft des Kindes produziert, woran es sich erprobt und sich selbst und seine Welt erfährt. In einem Alter, in welchem es die Sprache noch kaum beherrscht, äussert es seine Gefühle z. B. durch die Art seines Spiels und natürlich durch seine ersten kindlichen Zeichnungen und Malereien. Das Kleinkind, welches noch im magischen Denken verhaftet ist, zeichnet ganz aus seinem subjektiven Erleben heraus und gestaltet so positive und negative Gefühle. Kinder leben in unserer Welt nicht nur sorgenfrei und behütet. Die Kindheit ist auch eine Zeit der Machtlosigkeit und der fehlenden Kontrolle über wichtige Lebensgrundlagen und Bedürfnisse. Wir Erwachsenen vergessen diese Tatsachen gern. Die Eltern sind da oder gehen weg, ohne dass Kinder etwas daran ändern könnten. Vieles von dem, was Kinder verzweifelt gern tun möchten, schaffen sie noch nicht. So finden sich nicht nur in Kinderzeichnungen stark belasteter Kinder gelegentlich Merkmale seelischer Not. Kinderzeichnungen dieser Art erschüttern und berühren uns oft sehr stark. Sie entstehen in einem Alter, in welchem so vieles an Erfahrungen und Einsichten, an Weltkenntnis erst noch gewonnen werden muss. Nicht selten erscheint eine solche Kinderzeichnung dann wie eine kleine Insel der Bewältigung. Bilder führen jedoch nicht nur zu einem Verständnis der kindlichen Gedanken und Gefühle, also zu den affektiven Bereichen, sondern geben auch Einblick in die kognitive Entwicklung eines Kindes. Die Psychologie hat sich nicht zuletzt wegen dieser „objektiven Spur“ des Entwicklungsgeschehens ausgiebig mit Kinderzeichnungen befasst (Schuster, 1993). Das bildnerische Gestalten des Kindes unterliegt ebenso einem Entwicklungsprozess wie die gesamte Entwicklung eines Kindes. Im Verlauf dieses Prozesses erweitert das Kind seine schöpferischen Ausdrucksmöglichkeiten, es verfeinert sein handwerkliches Geschick, und es entwickelt persönliche Methoden im Umgang mit problematischen Situationen. Für den Umgang mit Kinderzeichnungen ist das Verständnis dafür, dass Zeichnungen in erster Linie *Äusserungen,* nicht *Leistungen* eines Kindes sind, grundlegend. Welche Auffassungen über die Entwicklung und den Charakter der Kinderzeichnungen heute in der Psychologie existieren, soll das nächste Kapitel kurz umreissen.

3.1 Die Zeichnung im Spiegel der kognitiven Entwicklung des Kindes

Wie die Sprachentwicklung nach bestimmten Gesetzen verläuft, so lassen sich auch beim Zeichnen typische, formale Gesetzmässigkeiten beobachten. Zum einen gibt es zeichnerische Elemente, die abhängig von der geistig–seelischen–motorischen Reifung eines Kindes in den Zeichnungen jeder entsprechenden Altersstufe zu finden sind. Natürlich kommen jedoch Bildmerkmale, die sich aus der speziellen Entwicklung eines Kindes herleiten, seiner jeweils einmaligen Auseinandersetzung mit der Umwelt, in die es hineingeboren wurde, hinzu. Ob ein Bild reich und phantasievoll, eher zurückhaltend oder ärmer, starr, beschwingt–bewegt, konventionell oder originell anmutet, all dies bedarf jedoch einer individuellen Interpretation und geht weit über den durch die Reifung vorgezeichneten Entwicklungsweg hinaus.
Üblicherweise werden drei voneinander unterscheidbare Phasen der zeichnerischen Entwicklung beschrieben. Alle Autoren beginnen bei der Beschreibung der zeichnerischen Entwicklung eines Kindes bei der **Kritzelphase**. Kritzel sind Grundbausteine, aus denen sich die weitere zeichnerische Darstellung ausformt. Damit sind für die zeichnerische Entwicklung nicht weniger wichtig als das erste Plappern der gesprochenen Sprache. Nach Piaget & Inhelder (1986) handelt das Kind zu Beginn der sensomotorischen Phase reflexhaft, „denkt" quasi motorisch. Die Bewegungen werden unter kortikaler Kontrolle erst allmählich zielgerichtet, so dass in einer allerersten Phase der Stift zwar an den Mund geführt, jedoch noch nicht gezeichnet wird. Eines der zentralen Themen von Piaget ist die Tatsache, dass konkretes Handeln dem Gebrauch des Verstandes vorausgeht und ihn erst ermöglicht. Am Ende der sensomotorischen Stufe, welcher die Kritzelphase zuzuordnen ist, hat der Säugling einige grundlegende „Dimensionen der Wirklichkeit" entwickelt, wie den Begriff vom permanenten Objekt (oder Gegenstand), die Begriffe von Raum und Zeit sowie der Kausalität. Folgen wir Piaget, so sind diese grundlegenden Dimensionen zunächst eng mit den körperlichen Akten des Säuglings verbunden, d.h. den Bewegungen seiner Arme, Finger, Beine und Augen. Das ursprüngliche „Weltverständnis" des Säuglings baut ausschliesslich auf dem auf, was Piaget die „Handlungsebene" nennt. Für Meyers ist das erste Kritzelereignis, das sich um die Wende zum zweiten Lebensjahr einstellt, das „Hiebkritzel" (Meyers, in Richter, 1987). Dies wird so benannt, weil es das Resultat einer Bewegung des ganzen Armes ist. Es folgen „Schwingkritzel", „Kreiskritzel" bis hin zu verschieden geformten Kritzeln. DiLeo (1992) bezeichnet diese frühen Formen des Zeichnens auch als „Kinästhetische Zeichnungen". Diese „Grapheme" (Schuster, 1993) oder Grundformen, sind also vorwiegend motorische Ereignisse. Mit der Form des „isolierten Kreiskritzels" ist jedoch ein gewisser Abschluss dieser Entwicklung erreicht bzw. wird der Beginn einer neuen Phase angezeigt. Die isolierte Kreisform tritt nicht mehr als blosser Bewegungsausdruck in der Kritzelei auf, sondern zeigt eine erste beabsichtigte Gegenstandsdarstellung an. Um die Mitte des zweiten Lebensjahres kommt die Dimension des Inhalts, des „beigefügten" Sinnes ins Spiel. Das Kind gibt z. B. verbal zu den Kritzelereignissen Hinweise auf seine jeweilige Darstellungsfunktion (so erklärt es vielleicht zu einem Kritzel „wauwau" oder ähnliches). Diese

Bedeutungsebenen sind noch sehr instabil und lassen sich aus der „Zeichnung" selbst oft nicht entdecken. Die Bilder erscheinen jetzt nicht mehr ausschliesslich motorischen Ursprungs, sondern wirken geordneter. Der verdichtete Kreis löst sich auf, in gut sichtbare Linien. Diese Linien kann man als Spuren erster Denkprozesse verstehen. Das Kind ist auf dem Weg, sich selbst als eigenständiges Wesen, als ICH zu entdecken. Zeichnen ist, wie auch der Spracherwerb und das Spiel, Ausdruck der Symbolisierungsfähigkeit des Kindes und ohne diese undenkbar. Der Beginn aller drei Funktionen liegt um das Ende des ersten oder den Beginn des zweiten Lebensjahres. In dieser Zeit beginnt das Kind mit dem Auftreten der Symbolfunktion neue kognitive Fähigkeiten zu entwickeln. So beginnt es jetzt symbolische Vorstellungen zu verwenden, symbolische Spiele zu entwickeln und Wörter zu gebrauchen. Vorher konnte das Kind zwar ebenfalls wirkungsvoll mit den Dingen und Menschen in seiner unmittelbaren Umgebung interagieren und es verfügte über Schemata, die ihm erlaubten, mit Gegenständen zu manipulieren und sie als Mittel zu benutzen, um seine Ziele zu erreichen. Aber alle diese Fähigkeiten blieben *konkreter* Art, d.h. sie waren nur auf die unmittelbar vorhandenen Objekte anzuwenden. Das Symbolvermögen erschliesst dem Kind nun neue Handlungsebenen. Symbolische Vorstellungen bildet das Kind durch Nachahmung. Es sieht die Dinge an, hantiert mit ihnen und verhält sich wie sie. So bekommt es viele Informationen über einen Gegenstand. Während der sensomotorischen Phase entwickelte der Säugling seine Fähigkeit zum imitatorischen Verhalten. Wenn er dann zu einem späteren Zeitpunkt die Nachahmung beherrscht, beginnt er, sie zu verinnerlichen und bildet auf diese Weise symbolische Vorstellungen. Wenn das Kleinkind später nachahmt, geht es also nicht mehr nur von tatsächlichen Erscheinungen, sondern von seinem Vorstellungsbild aus. Weil es diese Vorstellung besitzt, kann nun z. B. auch die Bewegung eines Gegenstandes nachvollzogen werden, den das Kind nicht sieht. Wir können die Nachahmung tatsächlich als die Brücke zwischen der sensomotorischen und der späteren Intelligenz betrachten.
Auf die Kritzelphase folgen erste Abbildungsversuche. Im allgemeinen wird die darauffolgende Phase als die **Schemaphase** bezeichnet (Richter, 1987; Schuster, 1993). Als ein wichtiges Element des Übergangs von der Kritzel– zur Schemaphase bezeichnet Richter (1987) die Gestalt des Kopffüssers. Er beschreibt den Kopffüsser als ein *„Kombinationsgebilde mit Darstellungscharakter*" (Richter, 1987, 40) und siedelt ihn zwischen späten Kritzelgebilden und frühen Schemaformen an. Schuster dagegen spricht vom „Zweischema–Phänomen" und ordnet dies eindeutig der Schemaphase zu. Hier gehen die Meinungen also etwas auseinander. Darstellendes Zeichnen beginnt zwischen dem dritten und vierten Lebensjahr mit der Entdeckung, dass das, was bisher Kritzelei gewesen ist, nun bewusst ausgeführt werden kann, um etwas in der visuellen Welt zu symbolisieren. Dieses Etwas ist in der Regel zunächst eine durch einen Kopf dargestellte Person. Schon bald erhält der Kopf zwei kleinere Kreise (die Augen) und ein weiterer wird den Mund darstellen. Nun dauert es nicht mehr lange, bis Linien vom (oft grossen) Kopf ausgehen und wir den ersten Kopffüsser vor uns sehen. Richter (1987, 40) spricht in diesem Zusammenhang von sogenannten „Konzeptkritzeln" wie z. B. Kasten–(Haus–) Formen, Leiter–(Baum–) Formen u.a. In ihnen sind neben Darstellungsanteilen noch Kritzelgebilde enthalten. Nach Richter entsprechen in dieser Phase die Realisations*fähigkeiten* am wenigsten

den Repräsentations*möglichkeiten*. Zwischen vier und acht bis neun Jahren entwikkelt sich die Kinderzeichnung weiter nach bestimmten Gesetzen. Im Verlauf der Entwicklung werden die Schemata zahlreicher, bleiben z.T. jedoch über Jahre erhalten (Schuster, 1993). Das Kind verfügt jetzt über grafische Schemata, die es dazu verwenden kann, die äussere Wirklichkeit abzubilden. Ungefähr ab dem elften Lebensjahr achtet das Kind zunehmend auf die Proportionierung, die perspektivische Darstellung und auf die Erfassung von Bewegungszusammenhängen. Das Bild wird naturalistischer, wirklichkeitsnaher und der Übergang zum **visuellen Realismus** findet statt. Es entstehen jetzt Bilder, auf denen die dargestellten Motive im „richtigen" Verhältnis zueinander stehen. Gegenüber der „Ausdrucksproportioniertheit" der früheren Darstellungen, erscheinen die Zeichnungen in dieser Phase oft weniger originell und ausdrucksstark. Viele Kinder geben das Zeichnen als Ausdrucksform in dieser Phase auf und beginnen ihre Gedanken und Gefühle durch Worte mitzuteilen. Nur einige, zeichnerisch begabte Kinder behalten das Zeichnen bei oder greifen es später z. B. während der Pubertät wieder auf.

Kinderbilder sind eine Sprache die wir verstehen lernen können, wenn wir bereit sind ohne vorgefertigte Meinungen und Theorien vergewaltigend mit diesen subtilen Äusserungen eines Kindes umzugehen. Niemals sollte uns ein einzelnes Merkmal dazu verleiten, ein voreiliges Urteil abzugeben. Um eine aufschlussreiche Beurteilung einer Zeichnung zu gewinnen, soll immer die Gesamtsituation, in der sich das Kind befindet, berücksichtigt werden. Schliesslich wird der graphische Ausdruck nicht nur durch die individuelle Struktur des Kindes geprägt, sondern durch verschiedene umweltbedingte Geschehnisse. Während der Schulzeit z. B. sind es Vorlagen, die Art und Weise der Stoffvermittlung oder auch das Schulklima, die besonders auf die gestalterischen Ausdrucksformen eine nachhaltige Wirkung ausüben. Je nach Entwicklungsalter eines Kindes, kann das Vorhandensein oder Nichtvorhandensein von Teilen der menschlichen Figur oder von Gegenständen, eine eher konzeptuelle oder aber eine affektive Bedeutung haben. Erinnern möchte ich an das sogenannte „Röntgenbild". Die Deutung hängt von der Reife des Kindes ab. Kinder im Vorschulalter wenden diese Technik häufig an, wenn sie etwas, von dem sie wissen, dass es da ist, unabhängig davon zeichnen, ob es tatsächlich sichtbar ist. Das entspricht dem intellektuellen Realismus des Kindes in der präoperationalen Phase. Zeichnet ein Schulkind in der vorpubertären Phase im Transparenz–Stil, so weist das zumindest auf eine Funktion hin, die unter den an das Altersniveau gerichteten Erwartungen liegt. Die Suche nach den Ursachen und ein Verstehen ist natürlich ein anderes Thema. Leicht ergeben sich also Deutungsfehler infolge mangelnder Vertrautheit mit der auf einer bestimmten Entwicklungsstufe üblichen Darstellungsweise. Jede Zeichnung ist ein persönlicher Ausdruck, die Bedeutung der Zeichnung ist es ebenso. Insofern sind Bilder Lebensspuren, denen man sich mit grösster Behutsamkeit und Achtung, aber auch mit Disziplin und Kenntnissen über Entwicklungspsychologische Zusammenhänge nähern sollte.

3.2 Theoretischer Rahmen für die Interpretation der vorliegenden Kinderzeichnungen

Ohne einen theoretischen Bezugsrahmen bleibt der Versuch die symbolischen Äusserungen in den vorliegenden Kinderzeichnungen verstehen zu wollen verschwommen und ohne Fokus. Ohne einen solchen Rahmen und ohne Vorstellung arbeitet man „im Dunkeln" und bewirkt unter Umständen wenig Gutes, wenn man nicht sogar Schaden anrichtet. Deshalb soll dieser Rahmen hier skizziert werden. Der vorliegenden Studie liegt ein psychoanalytisches Verständnis zugrunde. Das heisst, wir gehen von folgenden drei Grundannahmen aus (Freud, Abriss der Psychoanalyse):

1. der Annahme der duchgehenden Determiniertheit des psychischen Geschehens

– Im Bereich der Psyche geschieht nichts zufällig und jedes menschliche Verhalten ist kausal bedingt.

2. der Annahme eines sinnvollen unbewussten Seelenlebens

– Unbewusste psychische Vorgänge sind nach Freuds Auffassung keine blosse „Zugabe" zum bewussten Seelenleben, sondern bilden dessen eigentliche Grundlage.

3. der Annahme einer elementaren, als Trieb bezeichneten psychischen Energie, die aller menschlichen Aktivität, allem menschlichen Verhalten zugrunde liegt.

– Verhalten wird nicht ausschliesslich durch äussere Reize ausgelöst, sondern tritt oft auch ohne diese spontan auf. Verhalten zeichnet sich durch eine manifeste oder latente, durch eine bewusste oder unbewusste Zielbestimmtheit oder Zweckmässigkeit aus. Diese Beobachtungen führten Freud zur Annahme einer unbekannten, von ihm als Trieb bezeichneten Energie, die aller menschlichen Aktivität zugrunde liegt

Im Umfeld der psychoanalytischen Theorie war man sehr darum bemüht zu verstehen, wie das Seelenleben des Einzelnen so mobilisiert wird, dass daraus Produkte hervorgehen, die einen manifesten und einen latenten Inhalt haben (Kuhns, 1986, Gombrich, 1997). Freud versuchte dies mit seinen Konzepten des *Primärprozesses* und des *Sekundärprozesses* zu erklären. Nach Freud beginnt das Denken mit jener Herausbildung von Vorstellungen, welche er als Primärprozess bezeichnete. Der Primärprozess steht unter der Leitung des Lustprinzips und wird als eine Tätigkeit des *Es* betrachtet. Freud glaubte, diese Art zu denken sei anders organisiert, als die des bewussten Denkens. In „Abriss der Psychoanalyse" schreibt er: „Wir haben erfahren, dass die Vorgänge im Unbewussten oder im Es anderen Gesetzen gehorchen als die im vorbewussten Ich. Wir nennen diese Gesetze in ihrer Gesamtheit den Primärvorgang im Gegensatz zum Sekundärvorgang, der die Abläufe im Vorbewussten, im Ich, regelt" (Freud, 1938, GW XVII, 86). Sekundärprozesshaftes Denken steht unter der Leitung dessen, was Freud als Realitätsprinzip bezeichnet, dessen Ziel es ist, sich an der Aussenwelt zu orientieren und die Fähigkeit zu entwickeln, mit ihr fertig zu werden. Primärprozess und Sekundärprozess bilden also zusammen die Denkvorgänge und zusammen sind sie auch für Hervorbringungen wie z. B. die Kunst verantwortlich. Nach der psychoanalytischen Theorie stellen alle Werke der

Kunst diese beiden Prozesse in unterschiedlichen Verbindungen dar (Kuhns, 1986). Auf die vorliegenden Kinderzeichnungen bezogen heisst das: „Die Interpreten, die der psychoanalytischen Theorie nahestehen, sind der Auffassung, dass es in den offenen, der Symbolanalyse zugänglichen Konfigurationen der Kinderzeichnung noch versteckte, latente Bedeutungen zu entdecken gibt..." (Richter, 1987, 195). Diese latenten Bedeutungen zu entschlüsseln oder deuten zu wollen, ist ein nicht unproblematisches Vorhaben, das nur mit äusserster Sensibilität und Behutsamkeit angegangen werden sollte. Interpretation geschieht innerhalb eines psychischen Raumes, der durch die Interaktion desjenigen der z. B. ein Bild geschaffen hat und dem Betrachter aufgebaut wird und durch beider Subjekitivität ausgefüllt wird (Gattig, 1999). Oft deuten Bilder sich von selbst, oft sind sie lediglich Momentaufnahmen einer gerade vorhandenen Situation, die kurze Zeit später nicht mehr gültig ist. Andere Bilder jedoch können von grösserem Gewicht sein, beleuchten vielleicht schicksalhafte oder tragische Situationen, in welchen sich ein Kind, ein Erwachsener, befindet und die bestimmend für sein ganzes Leben sein können. Nach Jung'scher Ansicht werden die Bilder desto Individuelleres vermitteln, je bewusstseinsnäher die Schicht ist, der sie entstammen. Je tiefer aber die Schicht ist, aus welcher die Bilder kommen, desto mehr wird ihr Inhalt symbolträchtig und kollektiv bestimmt sein. Jung geht davon aus, dass die gestaltenden Kräfte, die sich in Bildern aus dem Unbewussten manifestieren, im Grunde dieselben sind, die auch in unseren Träumen wirken.

Für das Verständnis der in dieser Arbeit vorliegenden Kinderzeichnungen, orientierten wir uns an einer von Widlöcher (1995) vorgeschlagenen Auswertungsmethode, welche den theoretischen Hintergrund bildete. Dieser Ansatz wurde bei der Erarbeitung der Fragebögen berücksichtigt und soll hier kurz dargestellt werden. Widlöcher (1995) meint, eine Zeichnung zu interpretieren, heisse zunächst einmal sie zu lesen, sie quasi in Worte zu übersetzen. Dazu soll auf stilistische Besonderheiten ebenso geachtet werden, wie auf die dargestellten Objekte und ihre Beziehungen. „Bis hierher bedarf es für die Interpretation nur einer Einfachheit des Geistes, die uns veranlasst, auf ein Wissen und auf Vorurteile zu verzichten, um uns an das zu halten, was die Zeichnung am offensichtlichsten ausdrückt." (Widlöcher, 1995, 18) und weiter: „Was die symbolische Interpretation der Zeichnung betrifft, die uns zum Beispiel hinter dem Taucher, der den Meeresgrund erforscht, und dem Forschungsreisenden mitten im Dschungel dieselbe Gestalt erkennen lässt, so führt sie uns direkt ins Zentrum des Problems der Interpretation und der Funktion des symbolischen Denkens beim Kind. Und sie bringt das Problem der psychoanalytischen Interpreation und der Beziehungen zwischen der Zeichnung und dem Unbewussten mit ins Spiel." Widlöcher schlägt für das Verständnis der Kinderzeichnungen nun folgenden Weg vor:

1. soll der **Ausdruckswert** einer Zeichnung untersucht werden. Dieser ist mit den Bewegungen und graphischen Besonderheiten des Bildes verknüpft. Hierbei geht es um die zeichnerische Gebärde, die Art und Weise, wie das Kind die weisse Fläche des Blattes behandelt, die Wahl der Formen und Farben. All diese Elemente drükken den emotionalen Zustand des Kindes aus. Widlöcher geht ebenfalls davon aus,

dass zwischen dem graphischen Ausdruck, dem Temperament und dem Charakter eine Übereinstimmung besteht.
2. soll der **projektive Wert** untersucht werden. Dieser ist an die Wahrnehmungshaltung und an das Weltbild des Kindes gebunden. Es geht nun nicht mehr darum, die einzelnen Details der Zeichnung zu analysieren, sondern das Bild wird jetzt als ein Ganzes betrachtet. Sein Stil, seine Wirkung soll erfasst, und damit Einblick in die Persönlichkeit des Kindes gewonnen werden. „... wenn das Kind erzählt, was es auf einem Bild mit vieldeutigen Formen sieht, projiziert es buchstäblich seine Sehweise. ... Das Kind projiziert sich in der Zeichnung, weil wir, wenn wir sie betrachten, von dem Kind ein bestimmtes psychologisches Porträt entwerfen können" (Widlöcher, 1995, 99). Der allgemeine Darstellungsstil des Kindes offenbare bestimmte fundamentale Dispositionen der Weltsicht des Kindes und stellt so den eigentlichen Projektionswert der Zeichnug dar.
3. soll der **narrative Wert** der Zeichnung untersucht werden. Dieser hänge vom Thema selbst ab, indem uns das Kind Produkte seiner Vorstellung liefert und damit auch seine Interessenschwerpunkte, Sorgen und Neigungen offenbart. Das Thema der Zeichnung, so Widlöcher, werde durch die Beweggründe bestimmt, die das Kind dazu gebracht haben, gerade diese Zeichnung und nicht eine andere zu machen. „Das bringt uns dazu, den symbolischen Wert der Themen zu betrachten. Sicher, die Objekte, die Szenen und die Einzelheiten der Darstellung verweisen auf gelebte Erfahrung, auf momentane Interessen oder Erinnerungen; aber sie haben ausserdem Symbolwert. ... **Es gibt keine konkrete, aktuelle Situation, in der die Dinge und die Ereignisse nicht eine Bedeutung annehmen, die über sie hinausgeht**" (Widlöcher, 1995, 115).

Zeichnungen sind ein relativ unstrukturiertes und oft vielfältiges Material von grosser Komplexität. Ihr Aufbau gehorcht eigenen Gesetzen, die denen der Träume verwandt scheinen. So können verschiedene, auch gegensätzliche Bedeutungen in einigen Elementen verdichtet sein. Wichtige Inhalte können in scheinbar nebensächlichen Details zum Ausdruck gebracht werden oder der Haupteindruck eines Bildes kann in scheinbarem Gegensatz zu den zugrunde liegenden Motiven stehen. So können die vielfältigen, in einer Zeichnung enthaltenen Bedeutungen bewirken, dass verschiedene Betrachter zu unterschiedlichen, aber durchaus korrekten Deutungen kommen, je nach eigener Empfänglichkeit und dem Schwerpunkt unter welchem sie eine Zeichnung beurteilen. Und selbst bei diszipliniertester Betrachtung besteht natürlich immer die Gefahr der „Überinterpretation" einer Zeichnung. Ich bin jedoch mit Schneider (1999) der Meinung, dass Bilder ein Artikulations– und Reflexionsmedium darstellen, durch das bewusste und unbewusste Konflikte, Erlebnisse und Situationen gestaltet und auf diese Weise kommunizierbare und erkenntnishafte Erfahrung werden können. Inwieweit und ob es trotz der oben genannten Schwierigkeiten überhaupt möglich ist, dass verschiedene Betrachter zu einer übereinstimmenden Beurteilung hinsichtlich eines Bildes kommen, soll die folgende Studie untersuchen.

4. Prospektiver Aussagewert von Zeichnungen lebensbedrohlich erkrankter Kinder

4.1 Methodische Auswertung spontaner Bilder von Kindern mit malignen Erkrankungen nach Susan Bach

Bach (1995) geht in ihrer Arbeit davon aus, dass „das Lesen und das Übersetzen spontaner Zeichnungen einen Beitrag zur Diagnose, Therapie und Frühprognose geben kann" (Bach, 1995, 13). Es schien ihr, als ob unter dem Druck einer Krise, wenn es z. B. um Leben und Tod ging, bislang ungenutzte Kräfte aktiviert werden und zum Ausdruck kommen. Bach war Jungianische Analytikern. 1968 wurde unter ihrer Leitung auf der Hämatologischen Abteilung am Kinderspital Zürich eine Forschungsgruppe gebildet, um besonders die somatischen Aspekte in den spontanen Zeichnungen leukämiekranker Kinder zu erforschen. Bach weist in ihrer Arbeit u.a. auf das „Phänomen der vorausweisenden Zeichen" hin und beschäftigt sich ausführlich mit der Beziehung zwischen Psyche und Soma. Bach schreibt: „Ich konnte erkennen, dass diese Beziehung sich entsprechend dem Zustand des Kranken auf seinem Wege zum Tode oder zur Heilung und Gesundung verändern kann. Meines Wissens ist die Beobachtung und Beschreibung der Bilderwelt, wie sie sich in den Zeichnungen schwerkranker Kinder ausdrückt, die erste Darstellung dieser sich wandelnden Verbindung" (Bach, 1995, 135). Für die Auswertung des Bildmaterials schlägt Bach vor, zunächst einmal das erste und letzte Bild einer Serie zu betrachten, zwischen welchen sich „das gemalte Leben der Bildgeschichte spannt" (Bach, 1995, 74). Nun kann man in einem weiteren Schritt die leichter verständlichen Bilder gruppieren, entweder als Einzelbilder, oder als Einheit bzw. „Kapitel" innerhalb der Bildgeschichte. Bilder die bedeutsam, aber zunächst nicht „übersetzbar" erscheinen, werden in ihrer tatsächlich gezeichneten Reihenfolge betrachtet, evtl. zu einem späteren Zeitpunkt. Solche Zeichnungsserien weisen nach Bach oft auf Veränderungen im psychischen und somatischen Zustand hin. Abbildungen zum selben Thema werden zu „Pools" zusammengefasst, um z. B. fast unmerkliche, aber bedeutsame Veränderungen wahrnehmen zu können. So lässt sich die Bedeutung eines Motivs unter Umständen auch leichter erkennen. Aufgabe sei es nun, den inneren Zusammenhang der Bilder aufzuspüren, welche über einen Zeitraum von Wochen, Monaten, manchmal sogar Jahren hindurch gemalt wurden. Sie ging grundsätzlich von der Annahme aus, dass diese Bilder erstens bedeutungsvoll, und zweitens deutbar sind. Bach schreibt, es gehe nun darum den „roten Faden" zu entdecken, den Sinn zu ergründen, der sich in den Bildergeschichten verbirgt. „Zu diesem Zeitpunkt

mögen wir zur Einsicht kommen, dass wir wohl längere Zeit mit ihnen leben müssen, bis sie zu uns sprechen“ (Bach, 1995, 75).
Die systematische Auswertung geschieht nach folgenden Gesichtspunkten (Bach, 1995, 31):

- das Bild wird kopiert und es wird ihm ein Name gegeben
- Vergleich des Bildes mit der Umgebung, in welcher das Kind lebt (z. B. warum malt ein Kind die Kirche in seinem Dorf nicht mit ihrem Zwiebelturm, sondern eine karge Kirche?)
- was ist an diesem Bild sonderbar?
- was fehlt im Bild?
- Gegenstände, welche sich wiederholen, werden gezählt
- die wiederkehrende Anzahl in verschiedenen Objekten wird registriert
- auf Zahlen, Namen, Wörter und Initialen wird geachtet
- sind Gegenstände ausgefüllt oder nicht (z. Bsp. blattloser Baum)
- wurde ein Objekt übermalt oder das Bild weggeworfen?
- wurde auf der Rückseite etwas gezeichnet?

Als Hilfsmittel zum Verständnis eines Bildes empfiehlt Bach: „Lasst uns versuchen, dem Patienten in sein Bild hinein zu folgen, ein Kind ohne Füsse zu sein, ein Baum ohne Wurzeln – ja, jede Person, jeder Gegenstand in seiner Zeichnung und so das Bild von innen heraus mitzuerleben. Dann erst befragen wir unsere berufliche Sachkenntnis, um die klinische Situation des kranken Menschen zu erfassen, immer eingedenk der Gefahren einer Identifikation und Übertragung“ (Bach, 1995, 39). In einer weiteren Phase ordnet Bach an Hand der Krankheitsgeschichte, jeder Zeichnung wichtige persönliche und klinische Daten zu und versucht zu verstehen, ob und inwiefern diese ihren Ausdruck in der Bildergeschichte gefunden haben, sei es in der Anzahl der Objekte, der Farben, der Motive, oder der Raumaufteilung usw. Als Jungianerin versteht Bach „Bildzeichen als die Buchstaben des menschlichen Universalalphabets. Symbole von solch fundamentaler Kraft, sind sie einmal aufgespürt und erkannt, werden auf diese Art übersetzbar“ (Bach, 1995, 77).

4.2 Pilotstudie von Maya Schuppli

Die 1982 an der hämatologisch–onkologischen Poliklinik von Schuppli durchgeführte Pilotstudie sollte die Frage klären, ob es möglich sei, aufgrund einer Serie von spontan angefertigten Zeichnungen die Prognose und den Krankheitsverlauf bei Kindern mit malignen Erkrankungen vorauszusagen. Eine objektive Überprüfung dieser Fragestellung hat bis zu diesem Zeitpunkt noch nicht stattgefunden. Die bisher angewendete und in der Literatur dargestellte Methodik (z. B. Bach, 1995), zeigte zwar eindrückliche Resultate, liess sich aber nicht ohne weiteres übertragen, da sie weitgehend an die jeweilige Person des Betrachters gebunden schien. Die von Bach beschriebene Methodik setzt neben der Bereitschaft zur intensiven Begleitung und Beziehung zum Kind, ausgeprägte intuitive Fähigkeiten und sehr viel Erfahrung voraus. Das Einsichtig–machen stand in dieser Arbeit im Vordergrund, jedoch handelte sich nicht um eine, im eigentlichen Sinn, wissenschaftliche Methode. Schuppli (1989) ging nun ebenfalls wie Bach (1995) von der Annahme aus, dass Kinder ein vorbewusstes Wissen um den zukünftigen Krankheitsverlauf besitzen und dass sich dieses Wissen in den Zeichnungen widerspiegelt. In diagnostisch–somatischer Hinsicht wollte Schuppli nicht soweit gehen wie Bach. Schuppli legte ihrer Arbeit die Hypothese zugrunde, dass sich z. B. Tumorlokalisationen in einzelnen Objekten des Bildes durchaus manifestieren könnten und dass sich der somatische Aspekt in Bildern (wie auch sonst) nicht vom psychischen trennen lasse. Sie grenzte sich jedoch insofern von Bach ab, indem sie es ablehnte, genaue somatische Lokalisationen aus einem Bild herauszulesen und exakte Zeitangaben für den Verlauf zu machen. In ihrer damaligen Arbeit stellte Schuppli nun eine eigene Auswertungsmethode zusammen, da bis zu diesem Zeitpunkt ein für die vorliegende Fragestellung verwendbares Schema fehlte. Ihre Auswertungsmethode basierte auf folgenden von Widlöcher (1995) vorgeschlagenen Kategorien: der Erfassung des Ausdruckswertes, des Projektionswertes, des narrativen Wertes und des symbolischen Wertes (siehe Kapitel 3.2). Die ersten drei Kategorien wurden als objektiv insofern verstanden, als sie sowohl entwicklungspsychologische Aspekte als auch deutlich wahrnehmbare Zeichen beinhalten. Der symbolische Wert wurde vor dem Hintergrund eines psychoanalytischen Verständnisses interpretiert. Es wurden, unter Verwendung dieser Kategorien, Auswertungsbögen sowohl für jedes einzelne Bild einer Zeichnungsserie, als auch für die Gesamtserie erstellt (Schuppli, 1989, 40). Die Auswertungsmethode wurde ohne vorherige Kenntnis der Zeichnungen erarbeitet, um diese nicht von den Bildern beeinflussen zu lassen. Alle Zeichnungen wurden nun systematisch, nach diesem festgelegten Vorgehen bewertet und in einem letzten Schritt mit den Krankengeschichten verglichen. Schuppli verwendete in ihrer Arbeit 220 Zeichnungen von 16 Kindern. Bei 10 Kindern (5 Mädchen und 5 Jungen) wurde aufgrund der Interpretation der Zeichnung eine richtige Prognose gestellt. Fünfmal (bei 2 Mädchen und drei Jungen) wurde die Prognose falsch gestellt und bei einem Mädchen blieb die Beantwortung der Frage offen. Vier Kinder verstarben während oder knapp nach Beendigung der Studie und Schuppli stellte bei jedem dieser Kinder (zwei Knaben und zwei Mädchen) die infauste Prognose richtig. Neun Kinder galten als geheilt. Hier traf Schupplis Prognose nur in vier Fällen zu (je zwei Knaben und zwei Mädchen). Zweimal stellte sie eine falsche schlechte Prognose. Prozentual ergab sich folgendes Ergebnis: in 65% der Fälle wurde eine zutreffende Prognose gestellt (Schuppli,1989, 106). Die prospektiven Aussagen stimmten dabei überzufällig mit den klinischen Prognosen und den tatsächlichen Verläufen überein.

5. Eigene Untersuchung

5.1 Zielsetzung

Alle Kinder, welche an dieser Studie beteiligt waren, litten an einer lebensbedrohenden, malignen Erkrankung. Die Folgen einer solch schwerwiegenden Erkrankung sowie die im Zusammenhang damit auftauchenden beunruhigenden Fragen, die Ängste und Sorgen der Eltern, wurden in den vorangegangenen Kapiteln dargestellt. Weiter wurde einleitend zur vorliegenden Studie aufgezeigt, dass die enge gedankliche Verbindung zwischen „Krebserkrankung" und „Tod" eine Auseinandersetzung mit dem Tod aus verschiedenenen Blickwinkeln notwendig macht. Früher wurde von Ärzten eher die Meinung vertreten, man dürfe Krebspatienten nicht über ihre Wirklichkeit aufklären, da dies nicht zu verkraften sei. Inzwischen ist jedoch im Bereich der medizinischen Aufklärung vieles in Bewegung geraten und die Einstellungen haben sich verändert. Damit die oft langjährigen Behandlungen überhaupt akzeptiert und ertragen werden können, ist eine ehrliche und offene Begegnung zwischen den medizinischen Helfern und der Familie, speziell aber zum Kind notwendig. Voraussetzung dafür ist Aufklärung und Authentizität. Wünschenswert und oft notwendig werden die Kinder heute in die Behandlungen mit einbezogen und entwickeln sich teilweise zu regelrechten „Spezialisten". Oft kennen sie die Bedeutung einzelner Blutwerte, die Konsequenzen, welche sich daraus ableiten und sind über Behandlungsmethoden informiert. Wie die Studien von Wittkowski (1990) zeigten, ist anzunehmen, dass die Kinder über ihren aktuellen Krankheitszustand sehr wohl Bescheid wissen.
In der vorliegenden Studie wird nun zusätzlich davon ausgegangen, dass ein *vorbewusstes Wissen* um den Krankheitsverlauf bei diesen Kindern existiert und dass sich dieses Wissen in den Zeichnungen widerspiegelt. Als vorbewusst wird jenes Wissen bezeichnet, welches dem aktuellen Bewusstsein entgeht, ohne im strengen Sinn unbewusst zu sein. Vorbewusstes Wissen ist dem Bewusstsein praktisch zugänglich.
Das Ziel der vorliegenden Arbeit ist es, spontan angefertigte Zeichnungen von Kindern mit malignen Erkrankungen hinsichtlich ihres prognostischen Aussagewertes, in Bezug auf den Verlauf der Erkrankung, zu untersuchen. Weiter soll der Frage nachgegangen werden, ob die von uns hier angewandte Methode eine von den Beobachtern weitgehend unabhängige ist, welche eine nachvollziehbare, gültige Beurteilung der Bilder in prospektiver Hinsicht ermöglicht.
Die Untersuchung erfolgte in enger Zusammenarbeit mit der hämatologisch–onkologischen Abteilung des Kinderspitals Basel. Ausgangspunkt stellte die Studie von Schuppli (1989) mit den damals verwendeten Kriterien dar, deren Verlässlichkeit in einem neu eingebetteten methodischen Rahmen empirisch überprüft werden soll. In diesem Sinn stellt also die vorliegende Arbeit eine Fortführung der Studie von Schuppli dar.

In den folgenden Kapiteln über die Methodik sowie die statistischen Resultate wurde aus Gründen der Lesbarkeit eine möglichst knappe, aussagekräftige Darstellung angestrebt. In der Regel müssen dabei Kompromisse im Hinblick auf die Nachvollziehbarkeit, Genauigkeit und Präzision der Darstellung in Kauf genommen werden. Wo dies möglich war, wurde weitgehend versucht, statistischen Fachjargon zu vermeiden, oder allenfalls knapp zu erläutern.

5.2 Zur Methodik

5.2.1 Die Zeichnungen

Vor der medizinischen Untersuchung auf der onkologischen Abteilung, wurden die Kinder einzeln und in Anwesenheit ihrer Eltern vom Psychologen angesprochen. Sie wurden gefragt, ob sie bereit seien im Wartezimmer eine freie Zeichnung anzufertigen. Die Eltern wurden zuvor schriftlich über das Vorgehen benachrichtigt und von der hämatologisch–onkologischen Abteilung eingeladen. Während das Kind sein Bild anfertigte war ein Psychologe anwesend, welcher ausschliesslich für diese Studie zur Verfügung stand. Im Anschluss an das Zeichnen wurde mit den Kindern ein Gespräch über ihr Bild geführt. Ihre Kommentare, aber auch spontane Äusserungen während des Malens wurden auf ein Tonbandgerät aufgenommen. Jedes Bild wurde mit der Signatur des Kindes, seinem Geschlecht, sowie Geburts– und Zeichnungsdatum versehen.

Zur Beurteilung lagen von insgesamt 30 Kindern, 167 Zeichnungen vor. Für die Aufnahme in die Studie, musste jedes Kind mindestens drei Bilder zeichnen. Maximal zeichneten einige Kindern elf Bilder.
Bei einer ersten Zwischenbilanz nach sechs Monaten Datenerhebung zeigte sich, dass ca. ein Drittel der Kinder nach jeweils der zweiten oder dritten Zeichnung die Lust und Motivation, zu malen, verloren hatten. Vor allem für diejenigen Kinder und Jugendlichen, welche unter Therapie und/oder regelmässiger Kontrolle standen, schien das Zeichnen nicht nur eine zusätzliche Belastung darzustellen, sondern das Erbringen einer Leistung. So kam es zu einigen vorzeitigen Abbrüchen beim Zeichnen. Um den fordernden Charakter der Studie etwas zu mildern und die Motivation für die Teilnahme zu erhöhen, bekamen die Kinder in einer zweiten Phase jeweils eine kleine Belohnung.

5.2.2 Informationen über den tatsächlichen körperlichen Zustand des Kindes

Die behandelnden Ärzte und Ärztinnen erhielten einen von der Kinder– und Jugenpsychiatrischen Abteilung zusammengestellten Fragebogen, der ebenfalls jeweils am Tag der Zeichnung ausgefüllt wurde. Dieser Fragebogen enthielt neben der Diagnose klinische Daten, wie Laborwerte der Blutuntersuchungen, alle speziellen Eingriffe, Komplikationen, Hinweise auf zusätzliche Erkrankungen, sowie weitere

Hintergrundinformationen zum körperlichen Zustand des Kindes. Weiter wurden besondere Ereignisse oder Auffälligkeiten erfasst, welche einerseits familiär– und krankheitsbedingt waren, oder das Verhalten des Kindes betrafen (Fragebogen, siehe Anhang A, S. 128). Dieser Fragebogen war den Experten **nicht** zugänglich, sondern wurde erst in der Phase der statistischen Auswertung, also nach Beendigung der Zeichnungsbeurteilung verwendet. Die an dieser Studie beteiligten Psychologen und Psychologinnen sollten alle Zeichnungen **ohne** Kenntnis des Kindes und der Diagnose beurteilen.

5.2.3 Beurteilung der Zeichnungen durch die Experten

Vier (bei einigen Zeichnungen fünf) Psychologen, beurteilten **unabhängig** voneinander alle Zeichnungen aller Kinder nach den jeweils in den Fragebögen vorgegebenen Kriterien.
Alle Experten verfügten über psychologische Kenntnisse im Hinblick auf das Verständnis von Kinderzeichnungen. Für jede Zeichnung existierte für jeden Experten ein Fragebogen, welcher mit der Signatur des Kindes, des jeweiligen Psychologen, dem Zeichnungsdatum, dem Geburtsdatum und dem Geschlecht des Kindes gekennzeichnet wurde (siehe Anhang A, S. 118). Für die gesamte Zeichnungsserie eines Kindes wurde nochmals separat ein Fragebogen ausgefüllt, welcher die Entwicklung innerhalb der Serie, sowie eventuelle Veränderungen und aus der Serie „herausfallende" Bilder über einen gewissen Zeitraum hinweg erfassen will (siehe Anhang A, S. 124). **Die Experten hatten keine Kenntnis über den aktuellen Zustand des Kindes, die Diagnose oder das Kind selbst.**

5.2.4 Erfassung und Beschreibung des aktuellen Zustandes der an der Studie beteiligten Kinder

Zwei Jahre nach Abschluss der Zeichnungsstudie, sowie nach Beendigung der Beurteilung aller Zeichnungen, wurde mit Unterstützung eines Arztes der hämatologisch–onkologischen Poliklinik des Kinderspitals Basel, aus den jeweiligen Krankengeschichten der aktuelle Krankheitszustand der betroffenen Kinder erfasst. Dazu wurden folgende Kategorien gebildet:

1. **Remission:** Zu dieser Kategorie wurden alle Kinder gerechnet, welche bis Studienende kein Rezidiv erlitten und symptomfrei waren. Dies traf auf 23 Kinder zu.
2. **Rezidiv:** Zwei Kinder erlitten während des erfassten Zeitraumes einen Rückfall.
3. **Tod:** 4 Kinder verstarben während dieses Zeitraumes.
4. **Rezidiv & Remission:** Ein Kind erlitt zwar ein Rezidiv während der Zeichnungserhebung, befand sich jedoch zwei Jahre nach Abschluss der Studie in Remission.

Tab.1: aktueller Zustand nach Abschluss der Studie

		Anzahl	Prozent
in Remission	1	23	76,7 %
Rezidiv	2	2	6,7 %
Tod	3	4	13,3 %
Rezidiv & Remission	4	1	3,3 %
		-------------	-----------
Total		30	100,00 %

Zusammenfassung:

Zur statistischen Auswertung lagen von jedem Kind zu jeder Zeichnung folgende Daten vor:

1. eine Einschätzung des tatsächlichen körperlichen Zustandes aufgrund von Laborwerten und anderen klinischen objektiven Daten, vom Arzt der hämatologisch–onkologischen Abteilung
2. jeweils vier beziehungsweise fünf unabhängig und ohne Kenntnis vom Kind und seiner Diagnose, lediglich anhand seiner Zeichnungen getroffene Einschätzungen durch die psychologischen Experten
3. die Information über den tatsächlichen aktuellen Zustand des Kindes, zwei Jahre nach Abschluss der Zeichnungsstudie

5.2.5 Instruktion der Kinder

Der Psychologe stellte sich Eltern und Kind als Mitarbeiter der Poliklinik vor und führte ein Gespräch mit dem Kind nach folgenden Gesichtspunkten:

- weiss das Kind warum es in der Poliklinik ist?
- ist es zur ersten Kontrolluntersuchung hier?
- wenn nicht, warum glaubt es, dass es nochmals ins Spital kommen musste?

Das Kind wurde gefragt, ob es bereit sei, eine Zeichnung anzufertigen. wenn das Kind sagt, ihm falle nichts ein, wurden Anregungen gegeben, prinzipiell jedoch wurde eine freie Zeichnung angestrebt.

Nach Beendigung der Zeichnung wurden sowohl das Kind, wie auch die Eltern befragt:

1. das Kind wurde gefragt:
- Kannst Du mir erzählen, was du hier gezeichnet hast?

Bei nicht erkennbaren Objekten wurde deutlicher nachgefragt. Es sollte vermieden werden, Fragen zu stellen, welche mit Ja oder Nein beantwortet werden konnten. Das Kind wurde zu einer Erzählung ermuntert.

2. die Eltern wurden gefragt:

- was das Kind vor dem Besuch der Poliklinik getan habe, was eventuell anschliessend unternommen wird, im Sinne einer Evaluation rund um das zeichnerische Geschehen.

5.2.6 Beschreibung der Fragebögen und der verwendeten Materialien

Den Kindern standen 12 Farbstifte zur Verfügung, in den Farben: gelb, orange, rosa, rot, hellgrün, dunkelblau, violett, braun, grau und schwarz. Es wurden ausschliesslich Buntstifte verwendet und ein Radiergummi sowie weisses Zeichenpapier bereitgelegt.

Für die statistische Auswertung lagen insgesamt 669 Einzelfragebögen, 120 Serienfragebögen und 167 Arztfragebögen vor.

1. Arztfragebogen

Für Labordaten, wie z. B. konkrete Hämoglobin (Hb)–Werte, mussten Kategorien gebildet werden. (Eine genaue Beschreibung des verwendeten Arztfragebogens sowie des Vorgehens bei der Modifikation der Daten findet sich im Anhang A, S.133).

2. Auswertungsbogen für die Einzelbilder der Zeichnungsserie

Der Auswertungsbogen für die Einzelbilder ist, wie schon beschrieben, in Anlehnung an Widlöcher (1995) und Schuppli (1989) nach bestimmten Kriterien zusammengestellt worden.

1. Der erste Eindruck des Betrachters soll erfasst werden. Hier geht es um den Gefühlsausdruck des Bildes und um seinen Gesamteindruck.
2. Inhaltlich–qualitative und quantitative Analyse: Hier sollen die dargestellten Objekte identifiziert und beschrieben werden. Diesem Kriterium liegt die Annahme zugrunde, dass das Fehlen von z. B. lebenden Objekten einen Hinweis auf die Verschlechterung des somatischen Zustandes geben kann. Weiter werden die Grössenverhältnisse der Figuren oder Gegenstände beschrieben, die Druckstärke, Zahlendarstellungen oder auffällige Wiederholungen bei Objekten, sowie deren unnatürliche Farbgebung.
3. Farbliche Analyse: Hier wird zunächst der subjektive Eindruck von Farbigkeit erfasst. In einem zweiten Schritt soll eine quantitative Bestimmung erfolgen, indem alle im Bild verwendeten Farben ausgezählt werden. Wir gehen von der Überlegung aus, dass die Farbigkeit des Bildes eventuell einen Hinweis auf den Zustand des Kindes geben kann.
4. Zeichnerischer Entwicklungsstand: Bei der Erfassung dieses Kriteriums stand die Überlegung im Hintergrund, dass eine Verschlechterung des somatischen Zustandes beim Kind eine Regression auslösen kann. Als Regression wird die Rückkehr von einem bereits erreichten Entwicklungsniveau auf ein früheres bezeichnet.

Regression wird bei hospitalisierten Patienten und an Leukämie erkrankten Kindern, neben Verleugnung, Identifikation mit dem Aggressor und Ritualisierung, in der Literatur als eine der häufigsten Abwehrformen beschrieben. „Spürt das Kind, dass der Dialogpartner seine Regression als adäquate und hilfreiche Reaktion auf die schwierige Lage toleriert, so zögert es nicht, zur Entlastung davon Gebrauch zu machen" (Bürgin, 1978, 289). Es wurde davon ausgegangen, dass diese Form von Abwehrverhalten sich auch im zeichnerischen Ausdrucksvermögen widerspiegelt und damit einen weiteren wichtigen Indikator für die Gesamteinschätzung des Kindes darstellt.
5. Gesamtanalyse: Hier sollte aufgrund aller vorher erhobenen Eindrücke und Fakten versucht werden, den körperlichen Zustand des Kindes einzuschätzen sowie eine Prognose hinsichtlich des Krankheitsverlaufs zu stellen.

3. Auswertungsbogen für die gesamte Bildserie

1. Hier wird wie im Einzelfragebogen der erste Eindruck, nun aber der gesamten Bildserie, erfasst.
2. Inhaltlich– qualitative Analyse: Es werden die Kontinuität der Serie, Über–leitungselemente zwischen den einzelnen Bildern, Grössenverhältnisse von Figuren und Objekten, der Differenzierungsgrad sowie die Dynamik der Serie eingeschätzt.
3. Farbliche Analyse: Jedes Bild der Serie wird nochmals hinsichtlich seiner Farbigkeit eingeschätzt.
4. Zeichnerischer Entwicklungsstand: Es soll erfasst werden, ob einzelne Bilder einen anderen zeichnerischen Entwicklungsstand aufweisen, oder ob dieser über die gesamte Bilderserie hinweg dem tatsächlichen Lebensalter des Kindes entspricht.
5. Gesamtanalyse: Aufgrund der festgehaltenen Eindrücke aus allen Einzelbildern und dem Verlauf, welcher sich dadurch innerhalb der gesamten Bilderserie abzeichnet, soll sowohl eine Einschätzung der körperlichen Befindlichkeit des Kindes, als auch hinsichtlich seiner Prognose getroffen werden.

5.2.7 Fragestellungen der vorliegenden Untersuchung

Wir können die Fragestellungen dieser Studie methodisch in Gruppen unterteilen. Zunächst soll es um Fragen der *Objektivität* und *Validität* gehen. Folgen wir der klassischen Testtheorie so gilt, dass ein Test dann objektiv ist, wenn verschiedene Testanwender bei denselben Personen zu den gleichen Resultaten gelangen (Bortz, 1984). Mit Prüfung der kriterienbezogenen Validität, als einem weiteren wichtigen Gütekriterium, werden wir eine Aussage darüber treffen können, ob unsere Methode tatsächlich misst, was sie zu messen vorgibt. Daraus leiten sich für unsere Studie folgende Fragen ab, welche mit Hilfe statistischer Methoden geprüft werden sollen.
Die erste Frage soll der Interraterkorrelation und damit der Objektivität gelten:

1. *Inwieweit stimmen alle Experten hinsichtlich ihrer Einschätzung der Prognose für jedes Kind überein?*

   Für die Validierung der Fragebögen stehen uns zwei Möglichkeiten zur Verfügung: Wir vergleichen unsere Methode zur Beurteilung der Prognose mit einem schon bestehenden und in der Praxis anerkannten Verfahren. Dies ist zum Beispiel die Einschätzung der Prognose durch den Arzt, aufgrund von Labor– und Erfahrungswerten, sowie seiner Kenntnis der Diagnose und der Risiken einer bevorstehenden Therapie mit all ihren Nebenwirkungen. Die Frage lautet also:

2. *Ist die Übereinstimmung zwischen den Prognosen der Psychologen und der Prognose des Arztes signifikant?*

   Die zweite Möglichkeit ist die einer externen Validierung. Hier haben wir die Daten zwei Jahre nach Abschluss der Studie zur Verfügung, also den tatsächlichen aktuellen Zustand der Kinder, welchen wir mit unseren damaligen Prognosen vergleichen können. Also:

3. *Gibt es eine signifikante Übereinstimmung zwischen den Prognosen der Psychologen und des Arztes mit dem aktuellen Zustand des Kindes, zwei Jahre nach Beendigung der Zeichnungsstudie?*

   Neben der Objektivität und Validität werden uns weitere Fragen interessieren:

4. *Welche der im Fragebogen erhobenen Variablen beeinflussen die Entscheidung für eine bestimmte Prognose am stärksten?*
5. *Gibt es Kinder, bei welchen eine hohe Übereinstimmung hinsichtlich der Prognose besteht, welche sich* als Gruppe *durch bestimmte Merkmale von den anderen Kindern mit einer geringen Übereinstimmung unterscheiden?*
6. *Weist eine weniger ausgeprägte Farbigkeit in den vorliegenden Zeichnungen und eine „Verschlechterung" im zeichnerischen Ausdrucksvermögen auf einen tatsächlich schlechteren körperlichen Zustand hin und stehen diese Merkmale im Zusammenhang mit einer schlechteren Beurteilung der Prognose?*

5.3 Beschreibung der Stichprobe

An der vorliegenden Studie nahmen 30 Kinder der hämatologisch–onkologischen Poliklinik des Kinderspitals Basel teil, die entweder stationär behandelt wurden oder mindestens einmal pro Monat das Spital zur Kontrolle aufsuchten. Die Auswahl zur Aufnahme in die Studie geschah **unabhängig** von der jeweiligen Diagnose und der Art der medizinischen Behandlung, dem Eintrittsdatum sowie dem Geschlecht. Bedingung zur Aufnahme in die Zeichnungsstudie war, dass mindestens drei Bilder zu je unterschiedlichen Zeitpunkten angefertigt wurden. Die Datenerhebung erfolgte innerhalb eines Jahres. Die folgenden Darstellungen beinhalten die Parameter zur ausführlichen Beschreibung der Stichprobe.

a) Geschlechterverteilung:

Tab. 2: Geschlechterverteilung der an der Studie beteiligten Kinder

	Anzahl Kinder	Prozent
weiblich	14	46,7
männlich	16	53,3
	----	----------
Total	30	100,00

b) körperlicher Zustand bei Erhebung der Zeichnungen

Bei 25 Kindern lag zum Zeitpunkt der Datenerhebung eine Ersterkrankung vor, bei 5 Kindern ein Rezidiv:

Tab. 3: Ersterkrankung ; Rezidiv

		Anzahl Kinder	Prozent
Ersterkrankung	1	25	83,3
Rezidiv	2	5	16,7
		----	----------
Total		30	100,00

c) Diagnosen der Kinder

Die Diagnosen aller Kinder wurden anhand einer Häufigkeitsauszählung ermittelt und waren zum Zeitpunkt der Zeichnungsauswertung den Experten nicht bekannt.

Tab. 4: Diagnosen

Diagnose	Häufigkeiten	
	absolut	prozentual
ALL (akut lymphatische Leukämie)	13	43,3
Morbus Hodgkin	1	3,3
Non-Hodgkin Lymphom	1	3,3
Ewing Sarkom	3	10,0
PNET	1	3,3
Neuroblastom	2	6,7
Medulloblastom	2	6,7
Wilms-Tumor	1	3,3
Aplastische Anämie	1	3,3
Burkitt-Lymphom	1	3,3
Osteosarkom	1	3,3
AML (akut myeloische Leukämie)	2	6,7
Rhabdomyosarkom	1	3,3
	----	-----
Total	30	100,0

Der Anteil an den Leukämieformen (AML / ALL) liegt mit insgesamt 50% deutlich am höchsten.

d) Altersverteilung

Das Alter der beteiligten Kinder und Jugendlichen lag zwischen Minimum 5 und Maximum 18 Jahren.

Abbildung 1

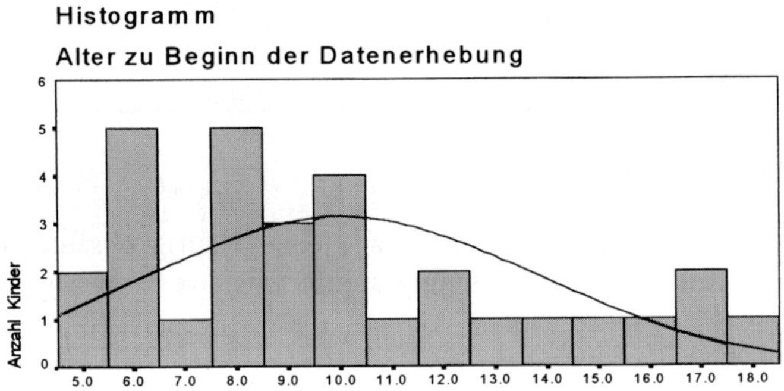

Tab. 5: Altersgruppen

	Anzahl Kinder	Prozent
bis 7 Jahre	8	26,7
bis 11 Jahre	12	40,0
bis 15 Jahre	6	20,0
bis 18 Jahre	4	13,0
	----	------
Total	30	100,0

Abbildung 2

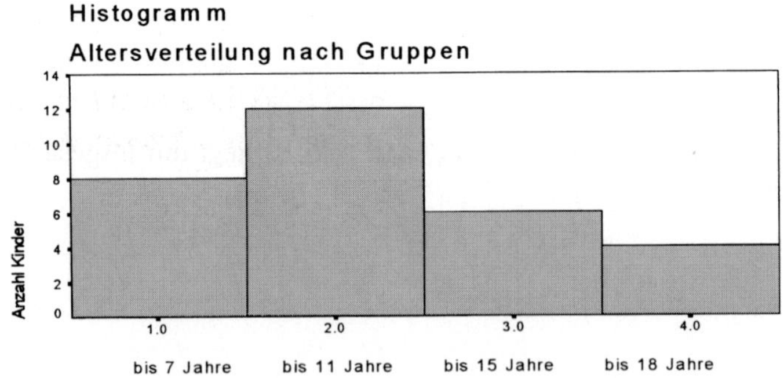

5.4 Verwendete statistische Verfahren

Für die statistischen Berechnungen stehen uns in dieser Studie neben nominalskalierten Variablen, wie das Geschlecht oder die Altersgruppenzugehörigkeit, vor allem ordinal–skalierte Variablen zur Verfügung. Während bei nominalskalierten Variablen den einzelnen Zahlenwerten keinerlei empirische Bedeutung zukommt, können wir bei ordinalskalierten Variablen von einer empirischen Relevanz hinsichtlich ihrer Ordnung sprechen. Da diese Variablen eine Ordnungsrelation aufweisen, wurden in der vorliegenden Studie neben **Häufigkeitsauszählungen** und **Kreuztabellen, nichtparametrische Tests** angewendet. Da bei ihnen nicht die Messwerte selbst, sondern deren Rangplätze verarbeitet werden, sind sie auch unempfindlich gegen Ausreisser.

So wurde die Frage der *Interraterkorrelation* (Übereinstimmung der Experten) mit Hilfe des **Konkordanzkoeffizienten Kendall W** ermittelt. Dieser misst den Grad der Übereinstimmung zwischen mehreren verbundenen Stichproben und wurde vor allem für die Testsituation entwickelt, dass mehrere Beurteilte von mehreren Experten begutachtet werden. Die Beurteilten, in unserem Fall die Zeichnungen der Kinder, bilden dabei einzelne Variablen, die Experten die einzelnen Fälle. Bei jedem Experten wird dabei anhand der gegebenen Werte eine Rangfolge der Beurteilten aufgestellt. Anschliessend wird für jeden Beurteilten die Summe der Rangziffern bestimmt; aus diesen Summen wird das Ausmass der unterschiedlichen Beurteilungen deutlich. Der hieraus berechnete Konkordanzkoeffizient W, der Werte zwischen 0 und 1 annehmen kann, gibt das Mass der Übereinstimmung zwischen den Experten wieder. Ein Wert von 1 bedeutet vollkommene Übereinstimmung.

Für den Vergleich zwischen den Prognosen der Psychologen, des Arztes und des tatsächlichen aktuellen Zustandes wurde das **Assoziationsmass Gamma** verwendet. Gamma wird berechnet als die Differenz zwischen der Wahrscheinlichkeit, dass die Rangordnung zwischen zwei Variablen übereinstimmt, minus der Wahrscheinlichkeit dass sie nicht übereinstimmt, dividiert durch eins, minus der Wahrscheinlichkeit von Bindungen. Damit entspricht Gamma im wesentlichen Kendalls Tau, mit der Ausnahme, dass Bindungen explizit berücksichtigt werden. Dies spielt besonders dann eine Rolle, wenn die einzelnen Variablen nur eine geringe Zahl von Abstufungen besitzen.

Die **Diskriminanzanalyse** ist ein geeignetes Verfahren, wenn man aus mehreren abhängigen Variablen den Unterschied zwischen zwei oder mehreren Stichproben überprüfen will. Die Diskriminanzanalyse ermittelt Gewichte, die angeben, wie bedeutsam die abhängigen Variablen für die Trennung der Stichproben sind (Bortz, 1984).

Die **lineare Regression** berechnet einen Korrelationskoeffizienten mehrerer unabhängiger Variablen zu einer abhängigen Variablen. Die multiple lineare Regression ermittelt Gewichte, welche angeben, wie *bedeutsam* die unabhängigen Variablen für die Vorhersage der abhängigen Variablen sind.

Die **ANOVA** ermittelt Signifikanzaussagen, welche angeben, wie bedeutsam die nominellen unabhängigen Variablen für die Voraussage der abhängigen Variablen sind.

Die **MANOVA** unterscheidet sich von der univariablen ANOVA insofern, dass sie die abhängigen Variablen multivariat auswertet, d.h., dass sie die Interraterkorrelation der abhängigen Variablen berücksichtigt.
Bonferroni: In jenen Fällen, in welchen keine Mehrfachtestung durch das Verfahren selbst möglich gewesen ist, wurde post hoc nach Bonferroni das Signifikanzniveau korrigiert.

6. Darstellung der Resultate

6.1 Wie hoch ist die Übereinstimmung der Experten bei der Beurteilung der Prognosen?

Die Frage nach der Interraterkorrelation (Übereinstimmung der Experten) betrifft die Erfassung der Objektivität unseres verwendeten Testverfahrens. Diese Frage soll in einem ersten Schritt mit Hilfe des Kendall'schen Konkordanzkoeffizienten, also durch ein non–parametrisches Verfahren, sowohl über alle Einzelfragebögen als auch über alle Serienfragebögen geprüft werden.

6.1.1 Prognoseübereinstimmung der Experten in den Einzelfragebögen

Jede Zeichnung jedes Kindes wurde anhand des Einzelfragebogens von jedem Experten beurteilt. Am Ende des Fragebogens wurde unter Berücksichtigung aller Variablen eine Prognoseeinschätzung vorgenommen. Aus diesen Fragebögen stammen die hier zur Berechnung verwendeten Daten. (Der statistisch interessierte Leser findet im Anhang B, S. 136, Tab.1, die zugehörige Darstellung der Ergebnisse). Der ermittelte Korrelationskoeffizient von 0.1 ($p < .000$; $N = 99$) zeigt, dass zwischen den Experten lediglich eine **geringe Übereinstimmung hinsichtlich ihrer Prognoseeinschätzungen** über alle Kinder in den Einzelfragebögen bestand. Dieses Resultat wurde in Form von Kreuztabellen etwas genauer betrachtet. Mit Hilfe dieser Kreuztabellen (Beispiel siehe Anhang B, S.136) sollte untersucht werden, welches Kind von den Experten wie beurteilt wurde. Wir erhielten durch diese Betrachtung einen Eindruck davon, ob es einzelne Kinder gab, bei welchen die eingeschätzten Prognosen eine bessere Übereinstimmung zeigten als bei anderen. Gleichzeitig boten die Kreuztabellen einen Überblick über die zahlenmässige und prozentuale Verteilung der einzelnen Prognosen.

Tab.6: Verteilung der Prognosen in den Einzelfragebögen

Prognose	Total	Prozent
Heilung	19	2.8
Besserung ++	134	20.1
Besserung +	149	22.3
unsicher	227	34.0
Verschlechterung –	100	15.0
Verschlechterung – –	39	5.8
Tod	0	0
Total	**668**	**100**

An oben stehender Tabelle fällt auf, dass die Prognose *Tod* von den Psychologen in den Einzelfragebögen nie gestellt wurde. Wir werden prüfen, ob dies in den Serienfragebögen ebenfalls der Fall ist.

6.1.2 Prognoseübereinstimmung der Experten in den Serienfragebögen

Nach Beurteilung jedes einzelnen Bildes, wurde nochmals die gesamte Bilderserie jedes Kindes anhand des Serienfragebogens eingeschätzt. Für jedes Kind lagen also eine verschieden grosse Anzahl Einzelfragebögen sowie ein Serienfragebogen zur statistischen Auswertung vor. Für die Berechnung der Expertenübereinstimmung wurde wiederum der Kendall'sche Konkordanzkoeffizient verwendet (Anhang B, S. 137, Tab. 3). Der ermittelte Korrrelationskoeffizient von 0.07 ($p< .22$; $N= 20$) lässt darauf schliessen, dass es auch hier über alle Serienfragebögen und über alle Kinder **keine Übereinstimmung der Experten hinsichtlich ihrer Prognosen** gab. Wie im Fall der Einzelfragebögen sollten uns Kreuztabellen einen genaueren Einblick in dieses Ergebnis ermöglichen und konkret zeigen, wie die Experten jeweils ein bestimmtes Kind bewerteten.
Wir sehen anhand der Verteilung der Prognosen, dass auch im Serienfragebogen von den Psychologen niemals die Prognose *Tod* gestellt wurde. Dieses Resultat wird zu diskutieren sein.

Tab.7: Prozentuale und zahlenmässige Verteilung der Prognosen im Serienfragebogen

Prognose	**Anzahl**	**Prozent**
Heilung	9	7.5
Besserung +	29	24.2
Besserung + +	23	19.2
unsicher	30	25.0
Verschlechterung –	16	13.3
Verschlechterung – –	13	10.8
Tod	0	0
Total	**120**	**100**

Fazit:

Die Kreuztabellen legten die Vermutung nahe, dass trotz der oben berechneten Resultate einzelne Kinder eine relativ hohe Übereinstimmung ihrer Prognosen zeigen und wir wollen diesen Hinweis untersuchen.

6.1.3 Prognoseübereinstimmung der Experten bei jedem einzelnen Kind

Es wurde wiederum die Übereinstimmung der Experten bezüglich ihrer eingeschätzten Prognosen mit Hilfe des Kendall'schen Konkordanzkoeffizienten ermittelt, diesmal jedoch für jedes einzelne Kind getrennt.

Diese statistische Untersuchung konnten wir lediglich auf die Einzelfragebögen anwenden, da nur hier die geforderte Anzahl Fragebögen und damit auswertbarer und zwischen den Experten vergleichbarer Resultate für jedes Kind vorlagen (zwei Beispiele dieser Berechnungen siehe Anhang B, S.137, Tab 4 & 5).

Resultat:

Aus den errechneten Werten wurde ersichtlich, dass **15 von 30 Kindern einen Konkordanzkoeffizienten (Kendall W) grösser als 0.5** hinsichtlich ihrer Prognoseeinschätzung durch die Experten zeigen.

Interpretation:

Unter der Grundannahme, dass die Interraterkorrelation als Mass für die Objektivität eines Messverfahrens gilt und damit ein wichtiges Qualitätsmerkmal ist, können wir dieses Ergebnis als Ausgangspunkt für die im folgenden Kapitel untersuchte Fragestellung betrachten, indem wir nach unabhängigen Variablen suchen, durch welche sich diese beiden Gruppen von Kindern unterscheiden.

6.2 Gibt es Hinweise auf bestimmte Variablen, in welchen sich Kinder mit hoher Prognoseübereinstimmung der Experten von Kindern mit geringer Übereinstimmung unterscheiden?

Diese Frage wurde mit Hilfe der multiplen Regression überprüft. Die Anwendung dieses Verfahrens macht es möglich, Beziehungen zwischen mehreren Prädiktorvariablen und einer einzelnen Kriteriumsvariablen zu analysieren. In unserem Fall war dies die Zugehörigkeit eines Kindes zu jener Gruppe mit hoher Übereinstimmung der Experten hinsichtlich der jeweiligen Prognose. Leider ermöglichte das uns zur Verfügung stehende Statistikprogramm keine multivariate multiple Regression, wodurch wir gezwungen waren diese Fragestellung für jeden Experten einzeln zu untersuchen. Mit Hilfe einer anschliessenden „Stepwise Regression" über alle Variablen für alle Experten ergab sich folgendes interessante Resultat (Beispiele dieser Berechnungen siehe Anhang B, S.138, Tab. 6 &7):

Resultat:

Einzig stabile und für mindestens drei Experten gleichermassen starke Variable, welche jene Gruppe von Kindern mit hoch–korrelierenden Prognosen von denjenen niedrig–korrelierender trennt, ist das Geschlecht der Kinder. Folgende Grafik soll dieses Resultat veranschaulichen:

Abbildung 3

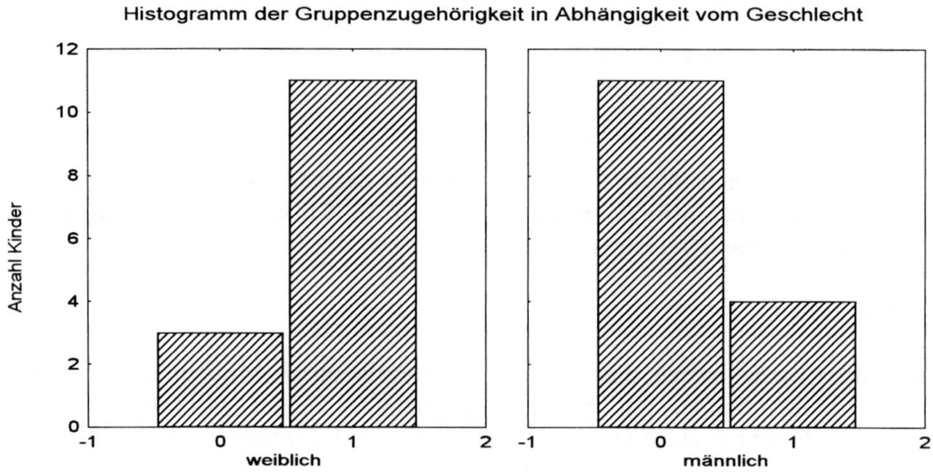

LEGENDE:

- **y–Achse :** Anzahl der Kinder
- **x–Achse:** Gruppenzugehörigkeit sowie das Geschlecht
- **0** kennzeichnet die Gruppe der Kinder mit niedriger Übereinstimmung der Beurteiler in Bezug auf die jeweilige Prognose
- **1** kennzeichnet die Gruppe mit hochkorrelierenden Prognosen

Wir können sehen, dass die Mädchen mit 11 Kindern in der Gruppe der hoch korrelierenden Expertenprognosen vertreten sind, mit 3 Kindern in der Gruppe der niedrig korrelierenden. Bei den Knaben verhält sich die Situation sozusagen spiegelbildlich. 11 Knaben gehören zur Gruppe der niedrig korrelierenden Prognosen, 4 zur Gruppe der hoch korrelierenden.

Resultat:

Mädchen waren diesem Ergebnis zur Folge, deutlich stärker in jener Gruppe mit hoch korrelierenden Prognosen der Experten vertreten. Dieses Resultat wurde durch die Berechnung mit Hilfe des Gamma Korrelationskoeffizienten bestätigt. Wir sehen in folgender Tabelle ein **signifikantes Resultat**.

Tab. 8: Gamma Korrelationskoeffizient

Gamma Correlations (b2ser.sta)
MD pairwise deleted

	Valid N	Gamma	Z	p-level
SEX & HICORR	29	–.819549	–3.95295	**.000077**

Bei der Verwendung der multiplen linearen Regression ist unter anderem zu berücksichtigen, dass zwar rein rechnerisch, solange die Anzahl unabhängiger Variablen kleiner ist als die Anzahl der Kinder, ein Ergebnis erzielt werden kann. Ein solches Ergebnis ist jedoch **nicht als generalisierbar** anzusehen, sondern ist zusehr durch die möglichen Stichprobenbesonderheiten geprägt. Um ein solches „overfitting" zu vermeiden und eine klinische Bedeutsamkeit dieses Ergebnisses zu erhalten, dürfte bei einem N von 28, das Maximum an unabhängigen Variablen bei vier erreicht worden sein. Im hier verwendeten Serienfragebogen wurden jedoch 19 Variablen erfasst. Weil wir keine Hypothesen, welche uns bei der Vorauswahl der Prädiktoren hätten helfen können, aufgestellt haben, gingen wir auf eine explorative und formale Weise vor:

1. Auswahl und Beschränkung der unabhängigen Variablen aufgrund von Häufigkeitsaussagen. Wir eliminierten also jene Variablen, welche im Serienfragebogen selten angekreuzt wurden. Auf diese Weise beschränkte sich die Zahl der Variablen auf 12.
2. Schrittweises Entfernen der jeweils schwächsten Variable bis nur noch maximal vier signifikante Variablen zur weiteren Berechnung zur Verfügung standen. Diesen Vorgang nennt man „stepwise Regression" (Anhang B, S. 138, Tab.7).
3. Durch diese statistische Prozedur erwies sich das **Geschlecht der Kinder als einzige Beurteilerübergreifende stabile Variable**, in dem Sinne, dass die Mädchen deutlich stärker in der Gruppe der höher korrelierenden Expertenprognosen vertreten waren.

6.3 Existiert eine signifikante Übereinstimmung zwischen den Prognosen der Psychologen und der Ärzte?

Diese Frage gilt der Validität (Gültigkeit) der vorliegenden Fragebögen. Wir verglichen dabei unsere Methode zur Beurteilung der Prognose mit einem schon bestehenden, anerkannten Verfahren, also dem des Arztes. Dazu verwendeten wir die Methode des Paarvergleichs zwischen der Prognose des jeweiligen Psychologen und derjenigen des Arztes. Zur Berechnung bot sich als non–parametrisches Testverfahren das Assoziationsmass Gamma an. Dieses Mass ähnelt Kendalls Tau, berücksichtigt jedoch Bindungen (ties), welche in nur wenig abgestuften Variablen eine höhere Bedeutung haben. Zwei Beispiele dieser Berechnungen finden sich im Anhang B, S. 139–140, Tab. 8–11).

Resultat:

Lediglich bei einem Experten wird ein knapp signifikantes Resultat erreicht, bei den übrigen drei Paarvergleichen jedoch nicht, d.h. zwischen den Prognosen dieser Psychologen und der Prognose des Arztes gibt es keine Übereinstimmung.
Nach post hoc Korrektur nach Bonferroni wurde bestätigt, dass zwischen Arzt und Psychologen keine Korrelation hinsichtlich ihrer Prognosen besteht.

6.4 Welche der im Fragebogen erhobenen unabhängigen Variablen beeinflussen die Entscheidung für eine bestimmte Prognose am stärksten?

Nachdem wir gesehen haben, dass Arzt– und Psychologenprognosen lediglich bei einem einzigen Experten Übereinstimmung zeigten, dass die Psychologen bei 15 von 30 Kindern zur gleichen Prognoseeinschätzung kamen, dieses Resultat jedoch nicht für ein signifikantes Gesamtergebnis ausreichte, soll jetzt die Frage nach den Prognose–relevanten Variablen gestellt werden. Wir werden diese Fragestellung sowohl für die Serienfragebögen als auch für die Einzelfragebögen und natürlich für jeden einzelnen Experten prüfen. So erhalten wir eventuell eine Aussage darüber, ob die Experten ihre Prognoseeinschätzung aufgrund ganz unterschiedlicher Variablen getroffen haben, oder ob es tatsächlich eine bestimmte Variablengruppe gibt, welche die Entscheidung für eine Prognose stark beeinflusst. Für die Überprüfung des Zusammenhangs zwischen einzelnen Variablen und der Prognose wurde der Gamma–Koeffizient angewendet.

6.4.1 Prüfung der im Serienfragebogen erfassten Variablen im Hinblick auf ihre Bedeutsamkeit für die Prognoseeinschätzung jedes Experten

In einem ersten Schritt wurde mit Hilfe einer Häufigkeitsauszählung ermittelt ob es Variablen gibt, welche von den Experten beim Ausfüllen der Fragebögen so selten angegeben wurden, dass sie für die hier interessierende Fragestellung vernachlässigt werden können. Dies ist im Serienfragebogen jedoch nicht der Fall. In einem zweiten Schritt wurden mit Hilfe des Gamma– Korrelationskoeffizienten die für die Prognose bedeutsamen Variablen für jeden einzelnen Experten ermittelt.

Resultat:

Von insgesamt 19 der in den Serienfragebögen erfassten Variablen, konnten folgende 12 Variablen als bedeutsam für die Einschätzung der Prognose ermittelt werden:

Tab.9: Prognoserelevante Variablen

Variable	Experte 1	Experte 2	Experte 3	Experte 4
Angst		*	**	**
Freude	*		**	**
Trauer	**	**	**	
Bedrohlichkeit		**	**	**
Kontinuität der Bilderserie insgesamt		**		
–von der Strichführung				**

Variable	Experte 1	Experte 2	Experte 3	Experte 4
–von den Motiven			*	
ähnliche Einstufung d. Bilder		*	**	
körperliche Befindlichkeit	**	**	**	**
Differenzierungsgrad			**	
Dynamik			**	
zeichn. Entwicklungsstand				*

Legende:

Irrtumswahrscheinlichkeit	Bedeutung	Symbolisierung
$p > 0{,}05$	nicht signifikant	n.s.
$p <= 0.05$	signifikant	*
$p <= 0.01$	sehr signifikant	**

Interpretation:

Der erste Eindruck, welchen die gesamte Bilderserie beim Betrachter hinterliess, wurde mit den Variablen *Angst, Freude, Trauer*, und *Bedrohlichkeit* erfasst. Aus Tabelle 9, S. 78, geht hervor, dass diese Variablen bei fast allen Experten eine signifikante Übereinstimmung mit der eingeschätzten Prognose zeigten. Einzig hinsichtlich der Variable Wut konnte keine statistische Beziehung zur Prognoseeinschätzung gefunden werden.
Konkret bedeuten diese Zusammenhänge: Je höher die im Bild wahrgenommene und eingeschätzte Angst, Trauer und Bedrohlichkeit, desto schlechter fiel die eingeschätzte Prognose aus. Umgekehrt galt, je höher die wahrgenommene Freude, desto besser war die eingeschätzte Prognose. Für zwei Experten hatte das Empfinden eines *inhaltlichen Zusammenhangs* der Bilderserie relevanten Einfluss auf den Entscheid hinsichtlich der Prognose, für einen Experten war die *Strichführung* in diesem Sinn entscheidend. Das heisst, je zusammenhängender eine Bilderserie empfunden wurde, desto besser wurde die Prognose eingeschätzt. Hoch signifikant war bei allen Experten die Übereinstimmung der geschätzten *körperlichen Befindlichkeit* und der Prognose. Für einen Experten waren das Abnehmen oder Schwanken der *Dynamik,* welche in den Bildern zum Ausdruck kam, sowie ein Abnehmen oder Schwanken der *Reichhaltigkeit des Inhalts der Zeichnungen* Parameter zur Entscheidung für eine schlechtere Prognose.

Interessant ist, dass es bis auf die Einschätzung des zeichnerischen Entwicklungsstandes des Kindes überwiegend jene **Variablen** mit einem relativ grossen **subjektiven Anteil** waren, welche einen bedeutsamen Einfluss auf die Prognoseeinschätzung hatten.

6.4.2 Prüfung der in den Einzelfragebögen erfassten Variablen im Hinblick auf ihre Bedeutsamkeit für die Prognoseeinschätzung der Experten

Die Prüfung erfolgte wie im Fall des Serienfragebogens wiederum über zwei Schritte. Zuerst wurden mit Hilfe einer Häufigkeitsauszählung alle Variablen ermittelt, welche durch ihre Seltenheit für die hier vorliegende Fragestellung vernachlässigt werden konnten. Im Fall der Einzelfragebögen wurden auf diese Weise von 49 erfassten Variablen 33 ausgeschlossen. Aus den verbleibenden 16 Variablen wurden mit Hilfe des Gamma– Korrelationskoeffizienten folgende, für die Prognose bedeutsame 11 Variablen gefunden.

Tab. 10: Prognoserelevante Variablen

Variablen	Experte 1	Experte 2	Experte 3	Experte 4
Angst	**	**	**	**
Freude	**	**	**	**
Trauer	**	**	*	**
Wut		**		**
Bedrohlichkeit	*	**	**	**
subj. Eindruck der Farbigkeit	**	**	**	**
quantitative Erfsg. d. Farben		**	**	**
Rückstand in d. zeichn. Entwicklung		**	*	
zeichn. Entwicklungsstand	**	**		**
körperliche Befindlichkeit	**	**	**	**
Vorhandensein v. Belastungssit.	**		**	**

Resultate:

Wie auch beim Serienfragebogen sind jene Variablen, welche den ersten Eindruck der Experten vom Bild erfassen, höchst relevant für eine Entscheidung hinsichtlich der Prognose. Konkret heisst das, die wahrgenommene *Angst, Freude, Trauer, Wut* und *Bedrohlichkeit* stimmen signifikant mit der eingeschätzten Prognose des Experten überein. Für die beurteilte *Farbigkeit* der Bilder gilt das gleiche. Je farbiger die Bilder wahrgenommen wurden, desto besser die Prognose und umgekehrt. Für die quantitative Erfassung der Farbigkeit wurden alle in der Zeichnung verwendeten Farben ausgezählt und im Fragebogen festgehalten. Auch hier finden wir eine signifikante Übereinstimmung mit der eingeschätzten Prognose, d.h. Einfarbigkeit korrelierte positiv mit einer schlechten Prognose. Je höher der *Rückstand in der zeichnerischen Entwicklung* bzw. dem momentanen zeichnerischen Ausdrucksvermögen des Kindes beurteilt wurde, desto schlechter schätzten zwei Experten die Prognose des Kindes ein. Die Einschätzung des zeichnerischen Entwicklungsstandes zeigte bei drei Experten eine hoch signifikante Übereinstimmung mit der Prognose, d.h. die Einschätzung der Zeichnung des Kindes als altersgemäss, korrelierte positiv mit einer besseren Prognose. Wie auch im Serienfragebogen bestand für alle Experten eine hoch signifikante Übereinstimmung zwischen der eingeschätzten *kör-*

perlichen Befindlichkeit und der Prognose. Das vermutete Vorhandensein einer *Belastungssituation* korrelierte ebenfalls positiv mit einer schlechteren Prognose bei drei Experten. Der *zeichnerische Entwicklungsstand und die quantitative Erfassung* aller im Bild verwendeten Farben, bilden hier zwei objektive Variablen, welche mit der Prognoseeinschätzung korrelieren. Alle übrigen Variablen enthalten, wie auch beim Serienfragebogen festgestellt, einen grösseren subjektiven Anteil.

Aus den obenstehenden Resultaten leitet sich die explorative Frage ab:
Gibt es eine signifikante Übereinstimmung der Experten in Bezug auf die ermittelten prognoserelevanten Variablen?

Mit dieser Frage wurde die Übereinstimmung der Experten für alle prognoserelevanten Variablen sowohl für die Einzelfragebögen als auch für den Serienfragebogen geprüft. Dabei wurde wiederum der Kendall'sche Konkordanzkoeffizient verwendet.

Resultat:

Der Kendallsche Konkordanzkoeffizient erreichte bei keiner Variablen im Einzel- wie im Serienfragebogen einen Wert von über 0.5, d.h., es **konnte keine bedeutsame Übereinstimmung der Beurteiler in Bezug auf die für die Prognose wichtigen Variablen festgestellt werden**.

6.5 Besteht eine signifikante Übereinstimmung zwischen den Prognosen der Psychologen und der des Arztes mit dem tatsächlichen aktuellen Zustand des Kindes zwei Jahre nach Abschluss der Studie?

Mit einer ersten Fragestellung sollte untersucht werden, wie gut die Prognosen der einzelnen Psychologen **zusammen** den Zustand des Kindes am Ende der Untersuchung vorhersagen. Grundsätzlich sagt dieses Modell jedoch nichts über die Richtigkeit der Prognose der einzelnen Psychologen aus, sondern nur darüber, wie gut sie zwischen guten und schlechten Krankheitsverläufen, gemessen am tatsächlichen aktuellen Zustand des Kindes zwei Jahre nach Studienende, unterscheiden konnten. Es ist zu berücksichtigen, dass die so ermittelten *p–Werte* lediglich als *Schätzungen* zu bewerten sind, da der aktuelle Zustand sowie die Prognoseeinschätzungen nicht wirklich intervallskaliert sind, sondern in einer Ordinalskala vorliegen. Es wurde aber angenommen, dass sich die entstandene Ergebnisunsicherheit der p–Werte auf alle Beurteiler gleich auswirkte, und deshalb die relativen Beiträge der Experten zum Gesamtergebnis dennoch geschätzt werden können. Ferner ist auch zu bedenken, dass die Annahme der multivariaten Normalverteilungsform der Prognoseeinschätzung wegen zu kleinem N nicht zuverlässig überprüft werden kann.

Resultat und Interpretation:

Alle Experten zusammen tragen trendmässig zur korrekten Voraussage hinsichtlich des aktuellen Zustandes bei. Das errechnete p von 0.07 ist nach den obigen Ausführungen **nicht** grundsätzlich als nicht signifikantes Ergebnis zu werten (Anhang B, S. 141). Wie die folgende Klassifikationsmatrix (siehe Tabelle 11) nahelegt, reicht die Anzahl der Kinder (N=30) offenbar nicht aus, ein signifikantes Ergebnis für dieses Gesamtmodell zu erreichen.
Die folgende Darstellungsweise zeigt ein Resultat welches **unabhängig** von der Anzahl der Kinder (N) ist. Sie zeigt das Ergebnis der Diskriminanzfunktion aller Psychologen auf den aktuellen Zustand (zweistufig in fatalen Krankheitsverlauf und Remission kodiert) und spiegelt damit die **beachtliche Diskriminationsfähigkeit der Experten** zwischen beiden Krankheitsverläufen wider, obwohl der F–Wert der multiplen linearen Regression keine Signifikanz aufweist. Dies begründet die Ansicht, dass das N zu klein war, um statistische Signifikanz zu erreichen.

Tab. 11: Klassifikationsmatrix

Classification Matrix
Rows: Observed classifications
Columns: Predicted classifications

	Percent Correct	Fatal p=.20000	Remission p=.80000
Fatal	75.0000	3	1
Remission	100.0000	0	16
Total	**95.0000**	**3**	**17**

In dieser Darstellung sehen wir in den **Zeilen** den tatsächlichen aktuellen Zustand des Kindes, in den **Spalten** die Einschätzung der Experten.
95% der Kinder wurden nach der zugrundeliegenden Diskriminanzfunktion richtig klassifiziert. Das von uns angewandte Verfahren zur Prognoseeinschätzung zeigt demnach eine 100% ige Spezifität und eine 75% ige Sensitivität in Bezug auf die Fähigkeit, die negativen Krankheitsverläufe tatsächlich vorauszusagen. Wir können jetzt in einem weiteren Schritt für jeden einzelnen Experten den Grad der Übereinstimmung zwischen seiner eingeschätzten Prognose und dem tatsächlichen aktuellen Zustand ermitteln. Dazu errechneten wir für jeden Experten den nonparametrischen Gamma–Koeffizienten.

Tab. 12: Prognose Experte 1 – Aktueller Zustand

Gamma Correlations (b2ser.sta)
MD pairwise deleted

	N	Gamma	Z	p-level
PROG1 & AKTZUST	29	**.741935**	3.736658	**.000186**

Tabelle 12 zeigt ein **signifikantes** Ergebnis. Die Prognose dieses Experten stimmte signifikant mit dem aktuellen Zustand des Kindes überein.

Die unten abgebildete Grafik (siehe Abbildung 4) soll die Prognoseeinschätzung dieses Experten im Verhältnis zum tatsächlichen aktuellen Zustand des Kindes zeigen. Anhand dieser Grafik wird ersichtlich, dass dieser Experte über eine sehr hohe Sensitivität in seiner Beurteilungsmethode verfügte, d.h. alle Kinder mit fatalem Krankheitsverlauf wurden erfasst. In Kaptiel 6.1.1 und 6.1.2 gab es Hinweise darauf, dass die Prognose Tod von den Psychologen nie gestellt wurde. In folgender Grafik finden wir diesen Hinweis nochmals bestätigt.

Abbildung 4

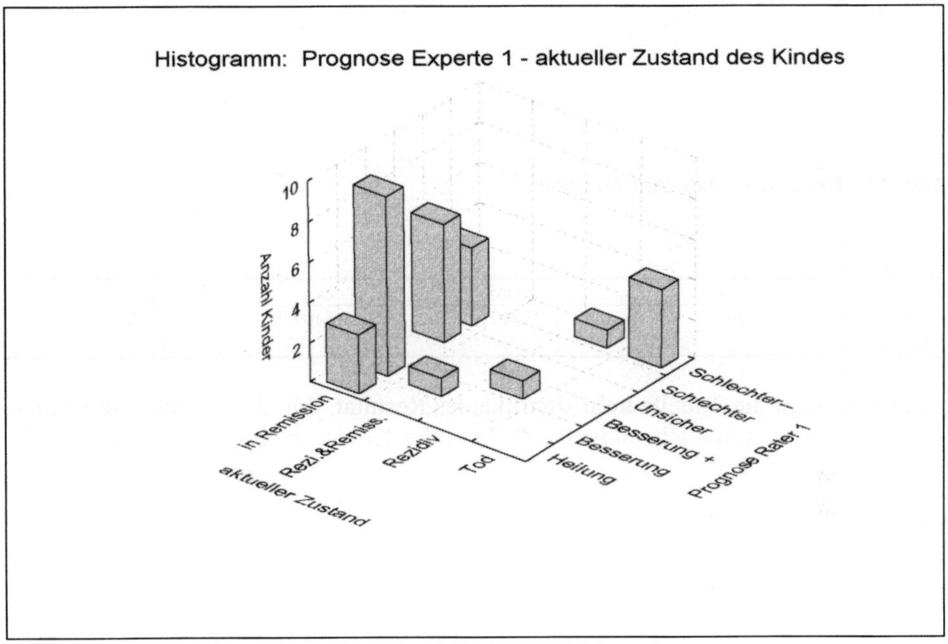

Tab. 13: Experte 2 – aktueller Zustand:

Gamma Correlations (b2ser.sta)
MD pairwise deleted

	N	Gamma	Z	p-level
PROG2 & AKTZUST	22	**.415385**	1.446429	**.148057**

Die Tabelle zeigt **keine signifikante** Übereinstimmung der Prognose des Experten 2 mit dem tatsächlichen aktuellen Zustand des Kindes. Abbildung 5 zeigt, dass dieser Beurteiler bei tatsächlich günstigem Krankheitsverlauf in mehreren Fällen eine deutliche Verschlechterung prognostizierte. Allerdings erkannte er den fatalen Krankheitsverlauf richtig, bzw. Entschied sich für die Kategorie „unsicher“.

Abbildung 5

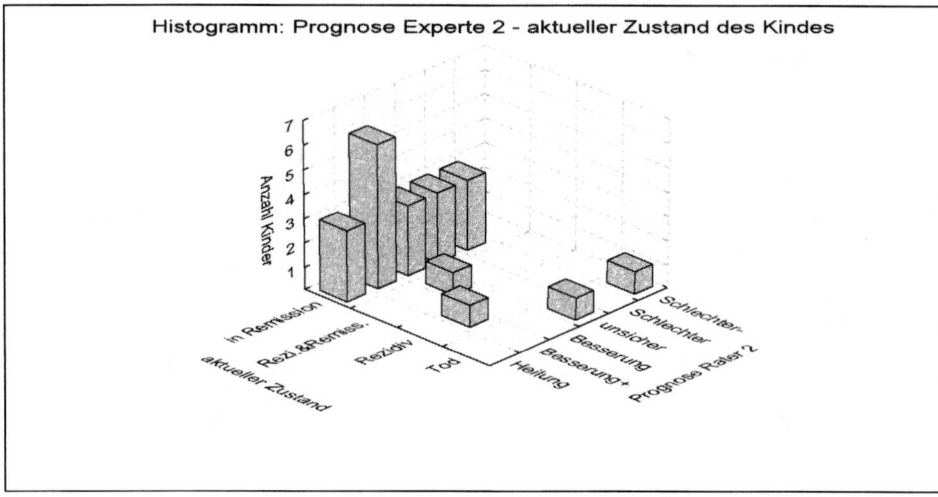

Tab. 14: Experte 3– aktueller Zustand:

Gamma Correlations (b2ser.sta)
MD pairwise deleted

	N	Gamma	Z	p–level
PROG3 & AKTZUST	**30**	.337931	1.540979	.123322

Auch hier zeigt die Tabelle **kein** signifikantes Resultat, d.h. die Prognose dieses Experten und der tatsächliche aktuelle Zustand des Kindes zeigten keine Übereinstimmung.

Abbildung 6

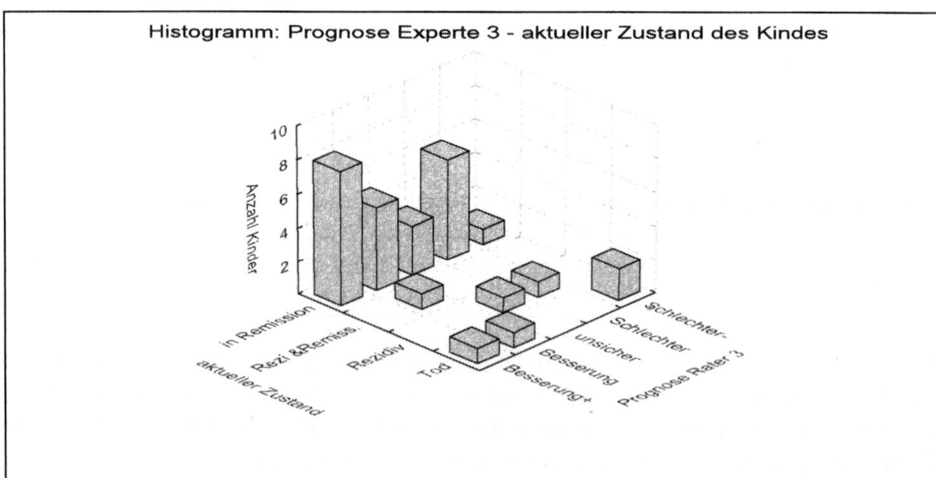

In Abbildung 6 ist gut zu erkennen, dass die Kategorie „Heilung“ bei diesem Experten kein einziges mal angegeben wurde. Weiter wird deutlich, dass zweimal eine falsche positive und einmal eine falsche negative Prognose gestellt wurde.

Tab. 15: Experte 4 – aktueller Zustand:

Gamma Correlations (b2ser.sta)
MD pairwise deleted

	N	Gamma	Z	p–level
PROG4 & AKTZUST	**29**	**.669421**	2.729654	**.006340**

Die Tabelle zeigt eine **signifikante** Übereinstimmung zwischen der Prognose des Experten und des tatsächlichen aktuellen Zustandes. Abbildung 7 soll dieses Resultat anschaulich machen.

Abbildung 7

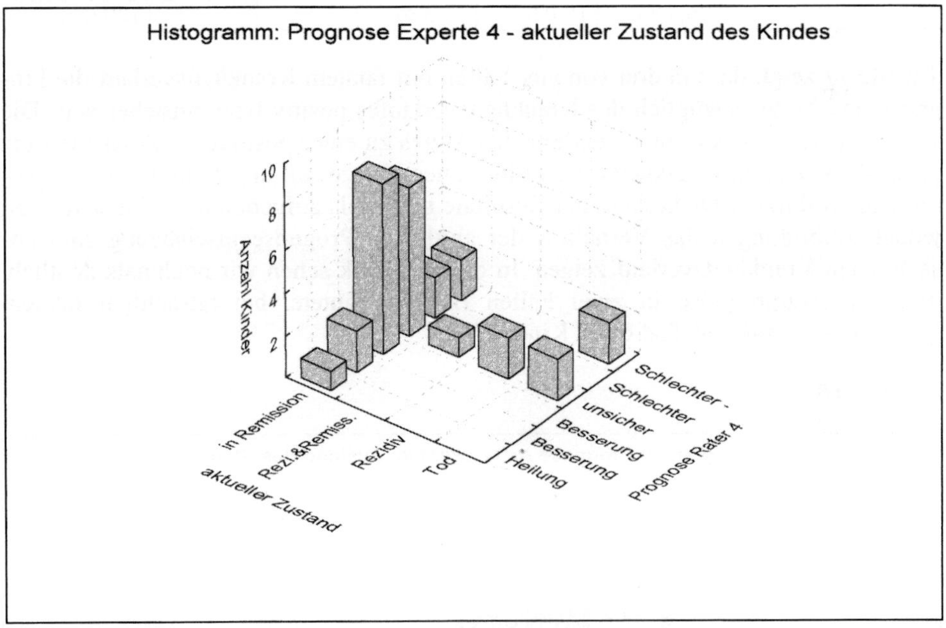

Alle Kinder, welche ein Rezidiv erlitten, wurden als unsicher eingeschätzt; Kinder mit fatalem Krankheitsverlauf erhielten eine schlechte oder zumindest unsichere Prognose. In einem nächsten Schritt soll uns die Übereinstimmung der *Arztprognose* mit dem *aktuellen Zustand* des Kindes interessieren. Dazu ermittelten wir wiederum den Gamma–Koeffizienten:

Tab. 16: Arzt – aktueller Zustand

	N	Gamma	Z	p–level
PROGARZT & AKTZUST	**30**	.340659	1.257994	.208394

Tabelle 16 zeigt, dass zwischen der gestellten Prognose des Arztes und dem tatsächlichen aktuellen Zustand des Kindes zwei Jahre nach Abschluss der Studie **keine signifikante Übereinstimmung** besteht. Da dieses Resultat zunächst überrascht, soll die folgende Kreuztabelle genaueren Einblick in die Verteilung der jeweils eingeschätzten Prognosen geben.

Tab. 17: Kreuztabelle Arzt – aktueller Zustand

	aktueller Zustand des Kindes				
Prognose Arzt	Heilung	unsicher	fataler Verlauf	Total	prozentual
Heilung	16	2	2	20	66,7 %
unsicher	7	1	1	9	30,0 %
fataler Verlauf			1	1	3,3 %
Total	23	3	4	30	
prozentual	76,7 %	10,0 %	13,3 %		100,0 %

Tabelle 17 zeigt, dass in drei von vier Fällen mit fatalem Krankheitsverlauf die Prognose des Arztes bezüglich des Krankheitsverlaufes positiv bzw. unsicher war. Die Kreuztabelle weist auf eine **Tendenz** des Arztes zu einer positiveren Prognose trotz tatsächlich fatalem Krankheitsverlauf hin. Diese Frage soll uns weiterhin interessieren und wird in der Diskussion der Resultate nochmals aufgenommen. Zunächst soll jedoch Abbildung 8 das Verhältnis der ärztlichen Prognoseeinschätzung zum tatsächlichen Krankheitsverlauf zeigen. In dieser Grafik sehen wir nochmals deutlich, dass die Arztprognose in zwei Fällen *Heilung* lautete, bei tatsächlich fatalem Krankheitsverlauf und Tod eines Kindes.

Abbildung 8

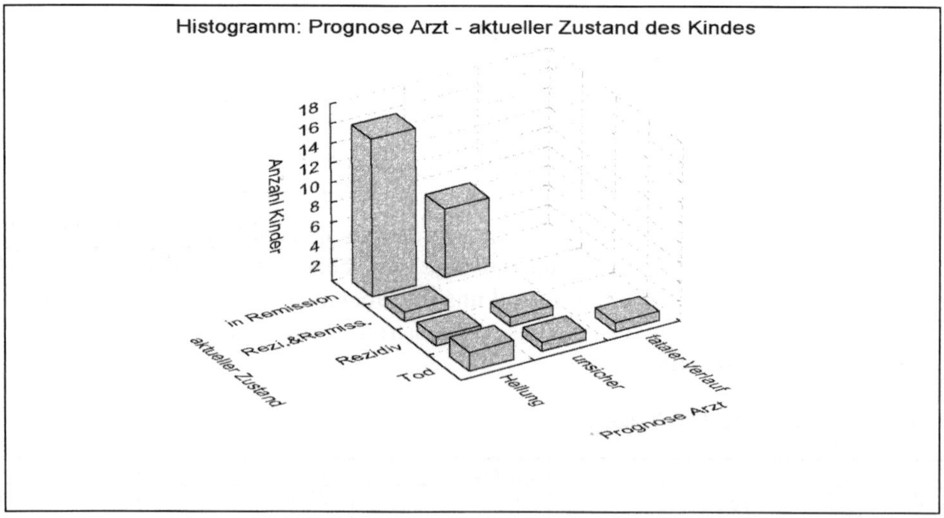

Versuchen wir nun mit Hilfe einer anderen Form der Darstellung zu sehen, ob die ärztlichen Prognosen im Vergleich zu jenen der Psychologen tatsächlich positiver waren. In Abbildung 9 sehen wir zunächst die Spannweite bei der Beurteilung der Prognosen jedes Experten. (Wurden Prognosen z. B. lediglich im Bereich *unsicher* gestellt oder gaben die Experten differenzierte Prognosen von *Heilung* bis *deutlicher Verschlechterung* an.) Weiter wird sehr gut erkennbar in welchem Bereich 50% der Prognosen eines Experten liegen. Hier wird deutlich, dass die ärztlichen Prognosen bei dieser Art der Datenerfassung überwiegend (nämlich zu ca. 75%) positiv waren. Experte 3 gab bei seiner Prognoseeinschätzung nie die Kategorie Heilung an. Bei Experte 4 lagen 50% seiner Prognoseeinschätzungen zwischen den Kategorien unsicher und Besserung.

Abbildung 9

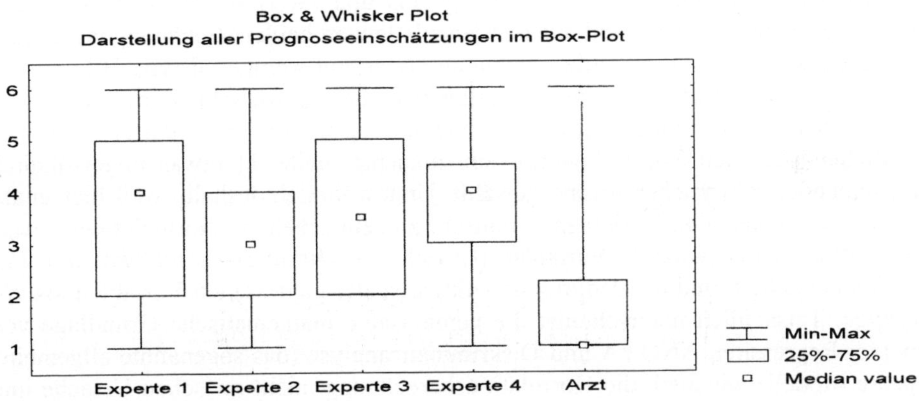

Legende:

y– Achse mit den Prognosenwerten :

1 Heilung
2 Besserung +
3 Besserung ++
4 unsicher
5 Verschlechterung –
6 Verschlechterung – –
7 Tod

Zusammenfassung:

Es konnte gezeigt werden, dass bei zwei von vier Psychologen (Experte 1 und 4) eine signifikante Übereinstimmung zwischen der jeweils eingeschätzten Prognose und dem tatsächlichen aktuellen Zustand des Kindes zwei Jahre nach Beendigung der Studie bestand. Die Prognose des Arztes zeigte eine deutlich positivere Tendenz als jene der Psychologen. Aufgrund dieser Datenerhebung und Auswertung bestand zwischen der Arztprognose und dem aktuellen Zustand des Kindes keine Signifikanz.

6.6 Veränderungen der relevanten Variablen über die gesamte Zeichnungsserie in Bezug auf den tatsächlichen aktuellen Zustand des Kindes

In Kapitel 6.4 stellten wir uns die Frage nach den tatsächlich prognoserelevanten Variablen in den Fragebögen. Für den Einzelfragebogen fanden wir aus der Fülle der erhobenen Items 11 für die Prognose bedeutsame Variablen heraus. Nun wäre es interessant zu erfahren, wie diese 11 Variablen in Beziehung zum tatsächlichen aktuellen Zustand des Kindes stehen. Um einen Zeiteffekt und eine eventuelle Veränderung innerhalb der Zeichnungsserie ermitteln zu können, wurden jeweils die ersten und letzten beiden Bilder der Gesamtserie zusammengefasst und ein Mittelwert für jede einzelne Variable gebildet. So erhielten wir einen Messzeitpunkt „Serienbeginn" (bestehend aus Zeichnung eins und zwei) sowie einen Messzeitpunkt „Serienende" (bestehend aus den jeweils letzten beiden Zeichnungen). Dieses Vorgehen schliesst natürlich alle Zeichnungsserien mit weniger als vier Bildern von der Analyse aus. Konkret waren 6 Serien von diesem Ausschluss betroffen. Zur Analyse der Assoziation zwischen der Entwicklung in den Variablen und dem tatsächlichen aktuellen Zustand wurde ein zunächst vielleicht etwas ungewöhnlich erscheinender statistischer Ansatz gewählt. Ungewöhnlich deshalb, weil hier unabhängige und abhängige Variablen vertauscht zu sein scheinen. Normalerweise werden zeitlich vorauslaufende Variablen (Ursache → Wirkung) als *unabhängige Variablen* betrachtet, und die dadurch bewirkten, später gemessenen Variablen als *abhängige*. Tatsächlich unterscheidet die gemeinsame mathematische Grundlage von linearer Regression, ANOVA und Diskriminanzanalyse (das sogenannte allgemeine lineare Modell) wie auch die Korrelationsberechnung, nicht zwischen Ursache und Wirkung. Die Entscheidung, dass wir hier ein MANOVA–Datenmodell wählten (in welchem die im Fragebogen erhobenen *Variablen* die Rolle der multivariaten, wiederholt gemessenen, *abhängigen Variablen* und der *aktuelle Zustand* die Rolle der *unbhängigen Variable* übernahm) und nicht eine multiple Regression oder ein Diskriminanzanalystisches Modell, ist deshalb korrekt. Ein einfacheres Diskriminanzmodell ohne Messwiederholung unter Benutzung der Differenzen (Serienende und Serienbeginn) wurde aber aufgrund der ungewöhnlichen Anordnung zur Verifizierung benutzt. Aus Gründen der Berechenbarkeit teilten wir die Variablen in zwei Gruppen. Die Trennung der Variablen erfolgte nach inhaltlichen Gesichtspunkten. Die *erste Gruppe* beinhaltet dabei Variablen, welche einen grösseren *objektiven* Anteil besitzen, die *zweite Gruppe* umfasst alle Variablen, welche den ersten Eindruck der Bilder erfassten, also einen *höheren Grad an Subjektivität* zeigten.

Die erste Variablengruppe umfasst:

1. Subjektive Einschätzung der Farbigkeit
2. Quantitative Erfassung der Farben
3. Zeichnerischer Eintwicklungsstand
4. Körperliche Befindlichkeit
5. Vorhandensein einer Belastungssituation

Die Variable „Rückstand in der zeichnerischen Entwicklung" musste hier leider aufgrund ihrer relativ schwachen Zellenbesetzung vernachlässigt werden.

Tab. 18: Beziehung zwischen dem tatsächlichen aktuellen Zustand und der ersten Variablengruppe:

Summary of all Effects; design: (meanse2.sta)
1-AKTZU2, 2-ZEIT

	Wilks' Lambda	Rao's R	df 1	df 2	p-level
1	.876237	2.259891	5	80	.056265
2	**.810907**	**3.731004**	**5**	**80**	**.004360**
12	.876552	2.253330	5	80	.056900

Tabelle 18 zeigt, dass sich die Gruppe der fünf 'objektiven' Variablen in Abhängigkeit zum aktuellen Zustand über die Zeit, signifikant veränderte.
Der aktuelle Zustand ist knapp nicht signifikant in Beziehung zu den Score–Werten dieser Variablen und der Interaktionseffekt „Zeit x Aktueller Zustand" ist ebenfalls nur knapp nicht signifikant. Es interessiert hier vor allem die Frage, **welche** Messwerte zu dem (fast signifikanten) Ergebnis des Interaktionseffektes „aktueller Zustand x Zeit" geführt haben. Dieser Effekt drückt nämlich aus, dass eine Veränderung über die Zeit in mindestens einer der Messvariablen zur statistischen Voraussage des aktuellen Zustands genutzt werden könnte.
Folgende Grafiken sollen zur Veranschaulichung dienen. In der linken Darstellung sind die Einschätzungen der Variablen bei tatsächlich fatalem Krankheitsverlauf zu sehen, rechts diejenigen bei positivem Krankheitsverlauf (Remission):

Abbildung 10

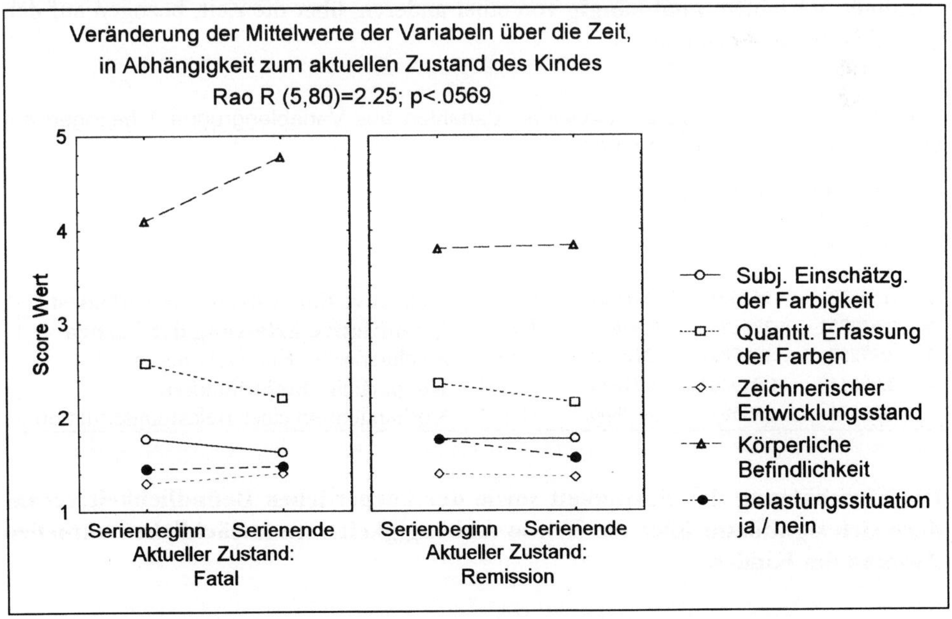

Die Variablen wurden im Fragebogen wie folgt skaliert (Anhang A, S. 121, 122):

Tab. 19: Skalierung der Variablen

1. Subjektive Einschätzung der Farbigkeit	von **1** (bunt) bis **3** (schwarz– weiss–grau)
2. Quantitative Erfassung der Farben	von **1** (einfarbig) bis **3** (6 und mehr Farben)
3. Zeichnerischer Eintwicklungsstand	von **1** (entspricht dem Lebensalter) bis **3** (unsicher bz.w. entspricht nicht dem Lebensalter)
4. Körperliche Befindlichkeit	von **1** (gesund) bis **7** (krank)
5. Vorhandensein einer Belastungsituation	von **1** (ja, eine Belastungssituation ist vorhanden) bis **3** (nicht vorhanden b.z.w. unsicher)

Das heisst, für die Variablen 3 und 4 gilt: Je höher der Score–Wert, desto negativer die Einschätzung. Für die Variablen 1 und 2 gilt: Je höher der Score–Wert, desto farbiger die Zeichnung. Die deutlichsten Veränderungen sehen wir bei fatalem Krankheitsverlauf für die Variablen *„körperliche Befindlichkeit"* und *„Quantitative Erfassung der Farben"* (siehe Abbildung 10).

Bei tatsächlich fatalem Kranheitsverlauf, wurde von den Experten die körperliche Befindlichkeit über die gesamte Zeichnungsserie hinweg als schlechter bzw. deutlich schlechter eingeschätzt, sowie eine Abnahme in der Anzahl der verwendeten Farben festgestellt.

Da es einen multivariaten Zeiteffekt gibt, kann die folgende, univariate Tabelle ausgewertet werden. Bei dieser Berechnung ging es also um die Veränderungen jeder einzelnen Variablen, **unabhängig** von einer anderen, über die Zeit, bezogen auf den aktuellen Zustand des Kindes.

Tab. 20: Veränderungen der einzelnen Variablen aus Variablengruppe 1 bezogen auf den aktuellen Zustand des Kindes

MAIN EFFECT: ZEIT (meanse2.sta)
1–AKTZU2, 2–ZEIT

	Mean sqr Effect	Mean sqr Error	F(df1,2) 1,84	p–level	Variablen
1	.155673	.347001	.448624	.504826	Subjektive Einschätzung der Farbigkeit
2	**2.622751**	**.276186**	**9.496332**	**.002784**	**Quantitative Erfassung der Farben**
3	.027257	.129782	.210022	.647934	Zeichnerischer Eintwicklungsstand
4	**3.900110**	**1.049362**	**3.716649**	**.057251**	**Körperliche Befindlichkeit**
5	.233674	.280587	.832806	.364074	Vorhandensein einer Belastungssituation

Die Einschätzung der Farbigkeit sowie der körperlichen Befindlichkeit verändern sich signifikant über die Zeit in Abhängigkeit vom tatsächlichen aktuellen Zustand des Kindes.

Mit Hilfe des Kendall'schen Korrelationskoeffizienten wurde die Frage der Übereinstimmung der Psychologen in ihren Beurteilungen dieser fünf Variablen geprüft (Anhang B, S. 141, Tab.13). Das Resultat zeigt, dass es für diese Variablengruppe keine Übereinstimmung gab.
In einem nächsten Schritt sollten die Veränderungen der zweiten Variablengruppe, (also jener, mit einem relativ hohen Grad an Subjektivität bei der Einschätzung), in Abhängigkeit vom tatsächlichen aktuellen Zustand des Kindes untersucht werden.

Diese zweite Gruppe umfasst folgende Variablen:

1. Angst
2. Freude
3. Trauer
4. Wut
5. Bedrohung

Für diese Variablen wurde ebenfalls die Veränderung innerhalb der Zeichnungsserie in Abhängigkeit der Zeit und in Bezug auf den aktuellen Zustand des Kindes zwei Jahre nach Beendigung der Zeichnungsstudie ermittelt:

Tab. 21: Veränderungen der einzelnen Variablen aus Variablengruppe 2 bezogen auf den aktuellen Zustand des Kindes

Summary of all Effects; design: (meanse2.sta)
1–AKTZU2, 2–ZEIT

	Wilks' Lambda	Rao's R	df 1	df 2	p–level
1	.961786	.635710	5	80	.673047
2	.918985	1.410521	5	80	.229426
12	.919123	1.407900	5	80	.230371

Es wurde **keine** signifikante Veränderung in der Beurteilung der Variablen über die Zeit in Beziehung zum tatsächlichen aktuellen Zustand des Kindes sichtbar. Abbildung 11 soll dieses Resultat veranschaulichen. Die Skalierung der Variablen erfolgte von: 1 – 7 , wobei sieben jeweils viel Angst, Freude, Trauer usw. bedeutet (siehe Anhang A, S. 118). Damit in der grafischen Darstellung die Resultate gut sichtbar werden, wurde wiederum eine fünfstufige Score–Werteinteilung verwendet.

Resultat:

Anhand der Grafiken wird zwar eine **Tendenz** der Experten, bei fatalem Krankheistverlauf weniger Freude, höhere Angst, Wut, Bedrohlichkeit und Trauer einzuschätzen ersichtlich, jedoch sind diese Unterschiede nicht signifikant. Das heisst, es hat keine signifikante multivariate Veränderung über die Zeit gegeben.

Abbildung 11

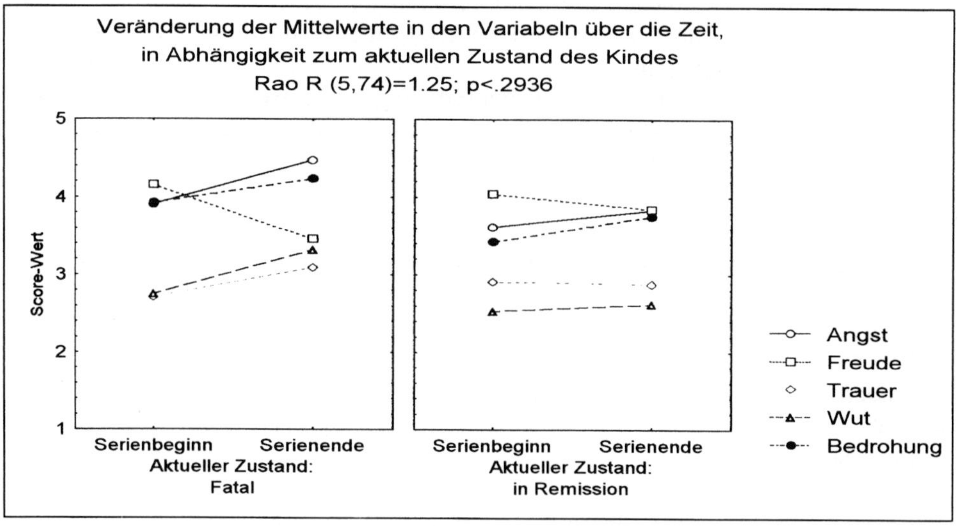

Wie die folgende univariate Tabelle nahelegt, ist das multivarate Ergebnis schwach wegen der hohen **Interkorrelation** (Rendundanz) dieser Variablen:

Tab. 22

MAIN EFFECT: ZEIT (meanse2.sta)

	Mean sqr Effect	Mean sqr Error	F(df1,2) 1,84	p–level
1	**4.227214**	**1.172039**	**3.606719**	**.060979**
2	**4.967600**	**1.091004**	**4.553238**	**.035772**
3	.423273	.846636	.499947	.481480
4	**3.080750**	**.919566**	**3.350222**	**.070743**
5	2.351453	1.636281	1.437071	.233985

Auch hier interessierte uns, allerdings in explorativer Absicht, (da der Interaktionseffekt des aktuellen Zustandes mit der Zeit bei den subjektiven Variablen in dem multivariaten Modell nicht signifikant war) *wie* stark die verschiedenen subjektiven Variablen zur Voraussage des aktuellen Zustandes beigetragen hätten:

Tab. 23

Discriminant Function Analysis Summary
No. of vars in model: 5; Grouping: AKTZU2 (2 grps)
Wilks' Lambda: .91912 approx. F (5,80)=1.4079 **p< .2304**

	Wilks' Lambda	Partial Lambda	F–remove (1,80)	p–level
ANGST_DIFF	.924552	.994128	.472507	.493824
FREUDE_DIFF	.924358	.994337	.455647	.501612
TRAUER_DIFF	.919371	.999730	.021610	.883498
WUT_DIFF	.952741	.964715	2.926073	.091035
BEDROHUNG_DIFF	**.980934**	**.936988**	**5.379992**	**.022920**

Aus Tabelle 23 ist zu entnehmen, dass sich in der Veränderung der Variable Bedrohung das stärkste Voraussagepotential findet. Dieses Ergebnis ist nur univariat signifikant; d.h. wäre die Hypothese formuliert worden, dass diese Grösse sich zur Voraussage eignet, hätte sich hier ein signifikantes Ergebnis gefunden. Wegen der Mehrfachtestung und der damit verbundenen Alpha–Fehler–'Inflation' der Studie, eignet sie sich aber nur als interessanter Hinweis für eine eventuelle weitere Studie.

6.7 Veränderungen der relevanten Variablen über die gesamte Zeichnungsserie in Bezug auf die von den Experten eingeschätzte Prognose

In Kapitel 6.6. untersuchten wir, ob sich in den Beurteilungen der Experten über die gesamte Zeichnungsserie eines Kindes hinweg, Veränderungen feststellen liessen, welche einen Zusammenhang mit dem tatsächlichen aktuellen Zustand des Kindes aufweisen. Dabei fanden wir heraus, dass diese Veränderungen tatsächlich bei jener Variablengruppe mit eher objektiven Variablen auftraten. In Abhängigkeit vom aktuellen Zustand veränderte sich die Beurteilung dieser Variablen signifikant. Interessant ist nun die Frage, ob und wenn ja welche Variablen in Bezug auf die eingeschätzte Prognose eines Kindes im Verlauf der Zeichnungsserie anders beurteilt werden.
Wir werden wiederum die in Kapitel 6.6 aufgeführten zwei Gruppen von Variablen untersuchen.

Die erste zu untersuchende Variablengruppe umfasst wiederum:

1. Subjektive Einschätzung der Farbigkeit
2. Quantitative Erfassung der Farben
3. Zeichnerischer Eintwicklungsstand
4. Körperliche Befindlichkeit
5. Vorhandensein einer Belastungssituation

Zuerst wurde mit dem multivariaten ANOVA–Modell mit Messwiederholungen, in Analogie zu Kapitel 6.6 analysiert, ob es in den Prognosen, der Zeit, und in der Interaktion zwischen Prognose und Zeit signifikante Effekte gab:

Tab. 24

Summary of all Effects; design: (meanse2.sta)
1–PROG_KAT, 2–ZEIT

	Wilks' Lambda	Rao's R	df 1	df 2	p-level
1	.860176	1.235835	10	158	.272132
2	**.843611**	**2.929022**	**5**	**79**	**.017741**
12	.877719	1.064725	10	158	.392670

Diese Variablen zeigen zwar durchaus eine Veränderung über die Zeit, jedoch **keine Signifikanz** dieser Veränderung in Bezug auf die Prognose der Experten! Das Resultat soll in Abbildung 12 genauer betrachtet werden:

Abbildung 12

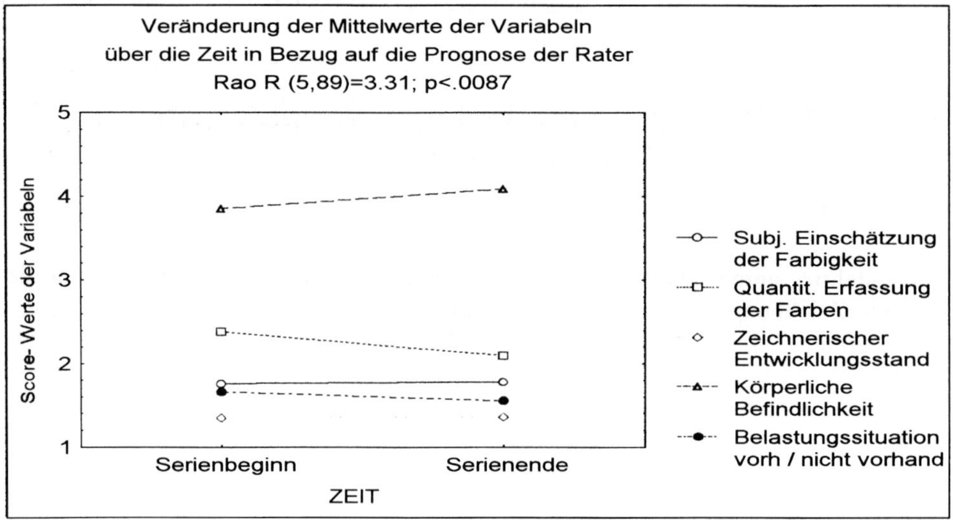

Die deutlichste Veränderung ist bei der Quantitativen Erfassung der Farben zu erkenne. Dieser Eindruck soll genauer untersucht werden:

Tab. 25

MAIN EFFECT: ZEIT (meanse2.sta)
1–PROG_KAT, 2–ZEIT

	Mean sqr Effect	Mean sqr Error	F(df1,2) 1,93	p–level
1 Subj. Einschätzung der Farbigkeit	.007539	.335119	.02250	.881137
2 Quantitative Erfassung der Farben	2.856509	.278918	10.24138	.001946
3 zeichnerischer Entwicklungsstand	.000180	.132184	.00136	.970664
4 körperliche Befindlichkeit	2.189760	1.045232	2.09500	.151548
5 Vorhandensein einer Belastungssituation	.528468	.282899	1.86805	.175390

In dieser univariaten Analyse ist zu erkennen, dass die einzig signifikante Veränderung in der Variable der quantitativ, durch Auszählung, erfassten Farben nachgewiesen werden kann. Weiter soll die Beziehung zwischen den Veränderungen in der Einschätzung der zweiten Variablengruppe über die Zeit in Bezug auf die eingeschätzten Prognosen untersucht werden:

Diese zweite Variablengruppe umfasst wiederum:

1. Angst
2. Freude
3. Trauer
4. Wut
5. Bedrohung

Tab 26

Summary of all Effects; design: (meanse2.sta)
1–PROG_KAT, 2–ZEIT

	Wilks' Lambda	Rao's R	df 1	df 2	p–level
Prognose	.861761	1.220157	10	158	.281907
Zeit	.928639	1.214148	5	79	.310293
Zeit x Prognose	**.775495**	**2.141862**	**10**	**158**	**.024173**

Bei dieser Variablengruppe besteht eine **signifikante Veränderung** innerhalb der Zeichnungsserie (also über die Zeit) in Bezug auf die Einschätzung der Expertenprognosen! Abbildung 13 veranschaulicht dieses Ergebnis.
Auf der x–Achse sehen wir jeweils links den Messzeitpunkt „Serienbeginn“ und rechts den Messzeitpunkt „Serienende“. Die Expertenprognosen wurden für diese Darstellung dreistufig in *Remission, unsicher* und *Verschlechterung* skaliert. Jede dieser Prognosen ist in einer separaten Grafik zu sehen.

Abbildung 13

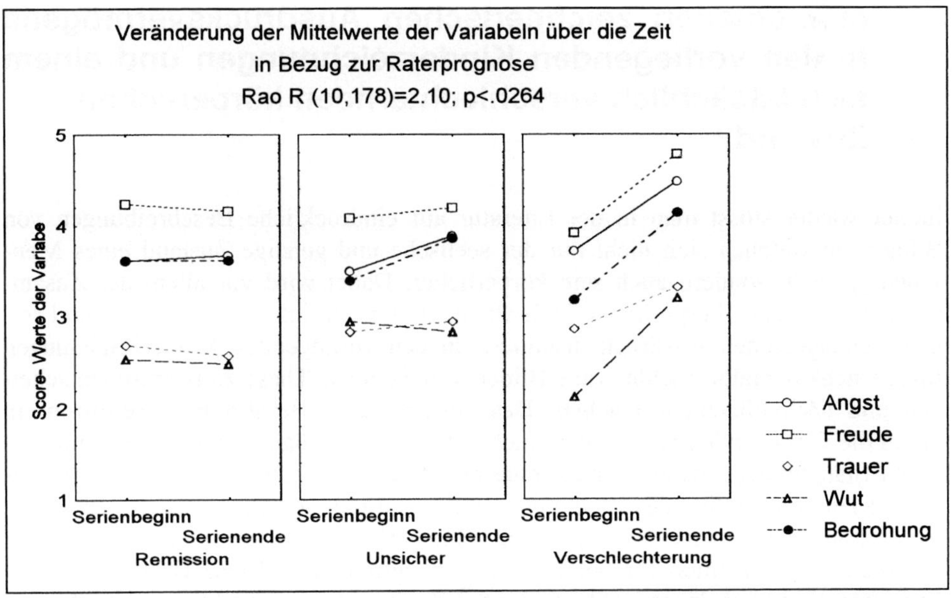

Resultat:

Spezifisch für die Prognose „Verschlechterung“ ist in der Grafik insgesamt eine deutliche Veränderung der Mittelwerte der Variablen zu sehen, d.h. weniger Freude (hier wurde die Skala umgepolt), mehr Bedrohung und mehr Wut, auch mehr Angst und Trauer. Die untenstehende Berechnung (Tabelle 27) zeigt, dass die einzig signifikante Beziehung zwischen der Veränderung **einer einzelnen Variablen** mit der Prognose die Variable „Wut“ zeigte, und zwar in der Richtung: Je stärker die Einschätzung der Variable Wut, desto schlechter war die gestellte Prognose.

Zur Abschätzung der relativen Stärken der Variablen und ihrer Voraussagefähigkeit wurde wiederum das Verfahren der Diskriminanzanalyse angewendet:

Tab. 27

Discriminant Function Analysis Summary (meanse2.sta)
No. of vars in model: 5; Grouping: PROG_KAT (3 grps)
Wilks' Lambda: .77550 approx. F (10,158)=2.1419 **p< .0242**

	Wilks' Lambda	Partial Lambda	F–remove (2,79)	p–level	Variablen
ANG_DIFF	.780778	.993234	.269068	.764788	Angst
FREUDIFF	.793431	.977394	.913586	.405279	Freude
TRAUDIFF	.783139	.990240	.389330	.678803	Trauer
WUT_DIFF	**.888118**	**.873189**	**5.736469**	**.004718**	**Wut**
BED_DIFF	.797951	.971858	1.143797	.323826	Bedrohung

6.8 Besteht ein nachweisbarer Zusammenhang zwischen der Beurteilung der Farbigkeit sowie des momentanen zeichnerischen Ausdrucksvermögens in den vorliegenden Kinderzeichnungen und einem sich tatsächlich verschlechternden körperlichen Zustand?

Immer wieder stösst man in der Literatur auf eindrückliche Beschreibungen von Bildern, in welchen sich nicht nur der seelische und geistige Zustand eines Menschen spiegelt, sondern auch sein körperlicher. Dabei wird vor allem der Zusammenhang zwischen körperlicher Befindlichkeit, der Farbigkeit eines Bildes und seinem zeichnerischen Ausdruck diskutiert. In den vorliegenden Kinderzeichnungen finden sich ebenfalls erschütternde Bilder, welche diese These zu bekräftigen scheinen und nachvollziehbar machen. Das eigene starke Berührt–und Betroffensein durch die vorliegenden Bilder liess mich zunächst sehr zögern dieser Frage mit Hilfe der Statistik nachzugehen und gerade hier entzündete sich nochmals die Auseinandersetzung bezüglich des Ziels und des Sinns dieser Arbeit aber auch der Ethik. Einfühlsamer und ebenso aussagekräftig schien mir die Diskussion einzelner Bilder. Letztlich habe ich mich für beide Varianten entschieden. Diese Entscheidung ist konsequent wenn es darum geht, zwei mögliche Zugangsweisen (die empirische und die intuitive) gleichberechtigt und nicht sich gegenseitig ausschliessend oder wertend nebeneinanderzustellen. Genau dieses Vorgehen ist das Ziel dieser Arbeit.

Der mögliche Zusammenhang der in Frage kommenden Variablen mit dem körperlichen Zustand des jeweiligen Kindes soll für alle fünf Experten anhand der Einzelfragebögen mit Hilfe des Gamma Korrelationskoeffizienten untersucht werden. Folgende Variablen wurden zur Berechnung verwendet:

1. Subjektiver Eindruck von Farbigkeit
2. Quantitative Erfassung der Farben

3. entspricht der zeichnerische Entwicklungsstand dem Lebensalter des Kindes?
4. Rückstand im momentanen zeichnerischem Ausdrucksvermögen
5. Vorsprung im momentanen zeichnersichen Ausdrucksvermögen
6. körperliche Befindlichkeit, eingeschätzt durch die Psychologen
(Berechnungen, Anhang B, S. 142, Tab.14)

Tab. 28: untersuchte Variablen in Bezug auf den tatsächlichen vom Arzt eingeschätzten körperlichen Zustand des Kindes

Variable	**Experte 1**	**Experte 2**	**Experte 3**	**Experte 4**
1. subjektiver Eindruck von Farbigkeit		**	**	**
2. quantitative Erfassung der Farben	**		**	**
3. entspricht das Zeichnungsalter dem Entwicklungsalter d. Kindes?	*			
4. Rückstand in d. zeichn. Entwicklung				
5. Vorsprung i. d. zeichn. Entwicklung				
6. körperliche Befindlichkeit		**		
Bonferroni	**	**	**	**

Irrtumswahrscheinlichkeit	*Bedeutung*	*Symbolisierung*
p > 0,05	nicht signifikant	n.s.
p <= 0.05	signifikant	*
p <= 0.01	sehr signifikant	**

Resultat:

Der Test nach Bonferroni ergab zwar eine signifikante Übereinstimmung in der Einschätzung einzelner Variablen mit dem vom Arzt beurteilten körperlichen Zustand des Kindes, jedoch nur für den jeweiligen Beurteiler, nicht für alle gemeinsam. Immerhin galt für drei Psychologen eine signifikante Übereinstimmung zwischen den Variablen *Eindruck von Farbigkeit* und *quantitative Erfassung der Farben* und dem tatsächlichen momentanen, vom Arzt beurteilten körperlichen Zustand zum Zeitpunkt der Zeichnung. Das heisst, je weniger Farben verwendet wurden, desto schlechter war der vom Arzt beurteilte körperliche Zustand des Kindes.

7. Diskussion

„Wenn wir das Wissen für etwas Schönes und Ehrwürdiges halten, und zwar das eine Wissen mehr als das andere, weil es entweder mehr Genauigkeit hat oder auf bessere und erstaunlichere Gegenstände geht, so dürften wir aus den beiden Gründen die Forschung über die Seele mit Recht an die erste Stelle setzen. Die Erkenntnis von ihr trägt, wie es scheint, auch für die der Wahrheit im ganzen viel bei...
In aller Hinsicht aber gehört es jedenfalls zum Schwierigsten, eine gewisse Glaubwürdigkeit (der Erkenntnis) über sie zu gewinnen. Und zwar aus folgendem Grund: Wenn nämlich die Untersuchung für viele verschiedene Gegenstände eine gemeinsame sein sollte... könnte man vielleicht meinen, dass es eine einzige Methode hinsichtlich aller Gegenstände gebe, von denen wir das Wesen erkennen wollen... Wenn es aber nicht eine einzige gemeinsame Methode über das Wesen gibt, dann wird es noch schwieriger, darüber zu handeln; denn man wird dann bei jedem Gegenstand (erst) überlegen müssen, welche die Weise (der Untersuchung) ist."

Aristoteles „Über die Seele"

Im letzten Kapitel stand der methodische, sehr strukturierte Zugang zu den vorliegenden Kinderzeichnungen im Mittelpunkt. Es wurde versucht, eine grosse Auswahl der in den Fragebögen erhobenen Daten mit Hilfe statistischer Methoden auszuwerten. Dabei stiessen wir auf einige interessante Resultate. In diesem Kapitel soll es nun neben der kritischen Auseinandersetzung mit methodischen Fragen, um den Versuch einer Erklärung und des Verständnisses der auf diese Weise erhaltenen Ergebnisse gehen. Mit Hilfe der Fragebögen war es möglich eine Fülle von Informationen über eine jeweilige Zeichnung zu erfassen. Andere wichtige Einfälle, Assoziationen und Gefühle im Zusammenhang mit den Zeichnungen wurden in nur begrenztem Rahmen von den Psychologen in Form von Anmerkungen in die Fragebögen eingefügt. Bei Ermittlung der für die Prognose relevanten Variablen wurde jedoch ersichtlich, dass neben der quantitativen Erfassung der Farben und der Einschätzung des zeichnerischen Entwicklungsstandes, gerade *diese* durchaus *subjektiven Faktoren* letztlich entscheidenden Einfluss auf die Beurteilung der Prognose hatten. Anhand einiger Kinderzeichnungen soll im folgenden Kapitel deshalb jener intuitiv–analytische Zugang **neben** dem empirischen diskutiert werden. Dabei soll deutlich werden, auf welche Art beide Zugangsweisen füreinander fruchtbar sein können indem sie jeweils neue Fragestellungen aufwerfen. Je nach Art der Frage wird man entscheiden können auf welchem Weg und mit welchen Mitteln Antworten möglich werden. Damit wird eine schöpferische und kritische Form der Auseinandersetzung mit den vorliegenden Bildern möglich. Ein weiterer Vorteil dieses Vorgehens liegt in der Möglichkeit, aus einer Position wechselnder Nähe und Distanz, Zugang zu den Bildern zu suchen. Diese wechselnde Betrachtungsweise (empirisch, intuitiv–analytisch) verringert die Gefahr, „im Bild zu versinken". Es entsteht keine Theorie, welche sich um das Bild und seinen Betrachter schliesst, sondern es werden neben allem Involviert– und Betroffensein öffnende Fragen möglich. Eine Position hinterfragt die jeweils andere kritisch und es kommt zu interessanten Berührungspunkten aber auch Diskrepanzen. Auf diese Weise soll vermieden werden, aus der Erfahrung des Sehens lediglich „eine Übung des Glaubens" zu machen (Didi–Hubermann, 1999, 24). Ebenso wird eine Haltung, welche sich ausschliesslich auf die manifeste Identität des Gesehenen beschränkt, verworfen. Didi–Hubermann beschreibt die Haltung: „...dieses Objekt, das ich sehe, **ist** das, was ich sehe, ein Gegenstand, das ist alles...", als Gleichgültigkeit, als Abwehr in Form eines Sich–zufriedengebens und als jämmerlichen Sieg der Sprache über den Blick. Er führt die Metapher vom Bild, das die Struktur einer Schwelle besitzt, ein. „Und vor dem Bild – wenn wir hier als Bild das Objekt des Sehens und des Blicks bezeichnen – stehen alle wie **vor** einer offenen Tür **in** deren Rahmen man nicht gelangen, nicht eintreten kann... Sehen heisst, zur Kenntnis nehmen, dass das Bild die Struktur eines davor–darin besitzt: unzugänglich und auf Distanz haltend so nah es auch sein mag..." (Didi–Hubermann, 1999, 234).

In diesem Kapitel sollen nun die unterschiedlichen Perspektiven dieses „davor–darin" diskutiert werden. Beinhaltet ausschliesslich die intuitiv–analytische Perspektive die Möglichkeit sich zumindest ein Stück **in** das Bild zu begeben? Neben aller Diskussion sollen jedoch die Bilder auch für sich selbst sprechen, ihre Schönheit und Einmaligkeit sowie ihre Intensität spürbar werden und so jeder Leserin und jedem Leser die Möglichkeit geben, selbst seinen eigenen, individuellen Zugang zu finden.

Leila

Folgende Bilderserie zeichnete Leila, ein damals 5–jähriges Mädchen. Im Alter von 1 ½ Jahren wurde bei Leila eine akut lymphatische Leukämie (ALL) diagnostiziert. Die Chemotherapie erstreckte sich über einen Zeitraum von drei Jahren und lag zum Zeitpunkt der angefertigten Zeichnungen neun Monate zurück. Die Bilder dieses Kindes zeigen sehr eindrucksvoll die intensive innere Auseinandersetzung mit der äusserst bedrohlichen Krankheit (siehe auch S. 17, Bild 1, Leila).

In Bild 2 wird der Blick sofort von einem grossen schwarzen mit Blumen bepflanzten Hügel angezogen. Er dominiert das Bild und weckt Assoziationen in Richtung Trauer, Abschied, Grab und Tod. Die bunten Blumen auf diesem Hügel könnten immerhin als Zeichen der Bewältigung verstanden werden. In der Bildmitte sehen wir ein Haus. Es ist zart und eher klein gezeichnet. Die Fenster wirken geöffnet. Eine feine Rauchfahne weist daraufhin, dass das Haus bewohnt ist. In Verbindung zu den sehr tief hängenden Wolken scheint die Rauchfahne jedoch eher die Zartheit des Häuschens zu betonen. Strahlend erscheint die Farbe Gelb durch ihren hier sehr positiven Ausdruckswert. Es scheint, als bilde sie einen Gegenpol zu der Schwere des schwarzen Hügels und der Fragilität des Hauses. Gelb erscheint in dreifacher Wiederholung: der Sonne, dem gelben Fenster sowie der Sonnenblume auf dem schwarzen Hügel. Alle drei Bildelemente scheinen dadurch miteinander verbunden. Folgendes japanische Haiku des Dichters Shoka, beschreibt diesen positiven Aspekt der Farbe Gelb sehr gut und erfasst exakt seine Stimmung:

„Vom schweren Karren
Flog auf und fort vom Grase
Ein gelber Falter“.

(Shoka, in Jan Ulenbrook, Haiku, 46)

Bild 2, Leila

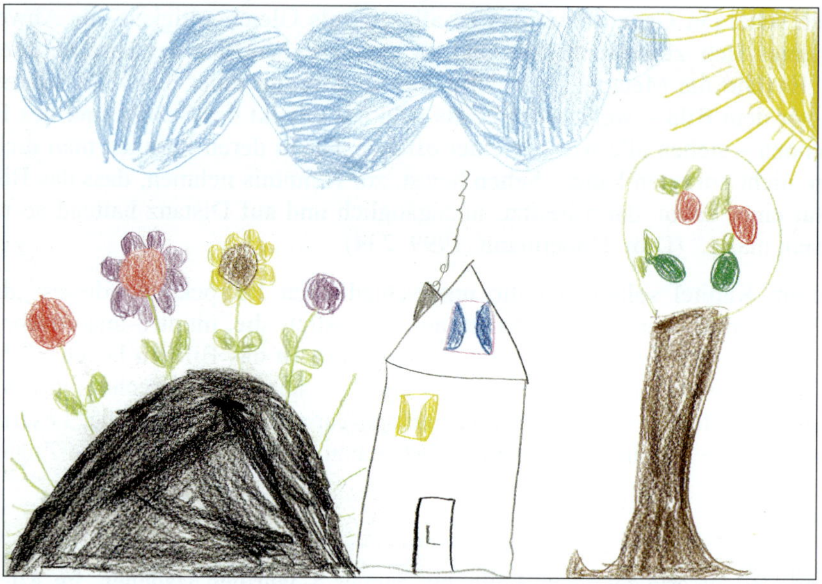

Der Früchte tragende Baum mit seinem kräftigen Stamm – ein Symbol des Lebens? Immerhin finden wir ihn auf der rechten Bildseite in engem Kontakt mit den wärmenden Sonnenstahlen. Wie schon bei anderen Bildern besprochen, wird auch hier die linke Seite dominiert durch eine bedrohliche Darstellung. In diesem Bild ist es ein schwarzer Hügel unter tiefhängenden Wolken. Folgen wir der in der Literatur der Kunstpsychologie und Psychodiagnostik beschriebenen Einteilung, so können wir links als die eher Ich– und Vergangenheitsbezogene, sensible Sphäre und rechts als den eher Du– und Zukunfts– oder Zielbezogenen Raum verstehen. Interessant ist die häufige Darstellung der Zahl vier. Sie wiederholt sich mehrmals in den Blumen, den abgeschnittenen (?) Stengeln neben den Blumen links und rechts, den Früchten am Baum. C.G. Jung verstand die Vier einerseits als raumgliederndes und andererseits zeitgliederndes Ordnungssymbol (denken wir an die vier Himmelsrichtungen oder die Einteilung eines Jahres in vier Jahreszeiten).

In die Bildmitte der nächsten Zeichnung (Bild 3) malte Leila einen besonderen Baum. Er mutet fast körperlich– menschlich an. Seine Wurzeln lassen an Füsse denken und er scheint sich nach rechts zu bewegen. Am Ende eines langen Astes sitzt, wie an einem ausgestreckten Arm, ein schwarzes Vogelnest. Schwarze Vögel fliegen davon oder kehren zurück, man weiss es nicht genau. Dieser lange Ast schafft Distanz zum Baum, das eher unheimliche Nest wird vom Stamm ferngehalten. Auf der rechten Bildseite finden wir eine ganz andere Situation. Hier scheint ein kleiner Teich mit einem Fischlein darin, die Baumkrone zu berühren. Der Fisch wird in vielen Kulturen als Symbol des Lebens empfunden. In der christlichen Symbolik spielt er in mehrfacher Hinsicht eine Rolle: denken wir an das Bild der Sintflut, die alle Tiere traf, nur die im Wasser lebenden nicht. Wie im zweiten Bild (und auch im nachfolgenden vierten Bild) sehen wir hier eine ausgeprägte links/rechts Aufteilung.

Bild 3, Leila

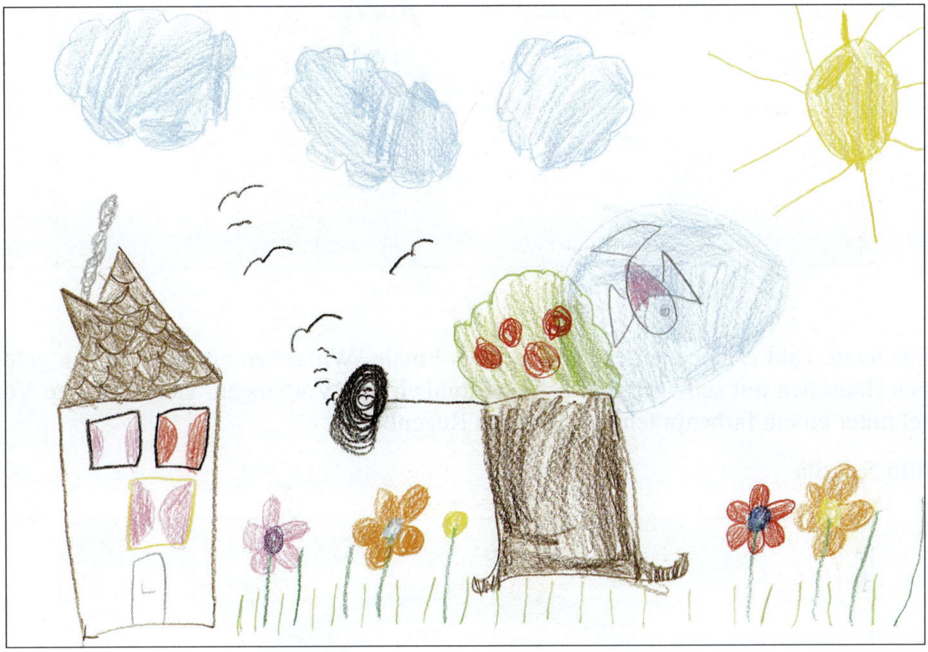

In Bild 4 fällt das kleine, scheinbar schwebende schwarze Häuschen mit seinen roten Vorhängen auf. Ebenfalls in der linken Bildhälfte sehen wir 8 schwarze und einen braunen Vogel. Ein winziger Baum trägt ein schwarzes Nest, welches uns fast an ein inneres Organ erinnert. Dieser Eindruck wird von der Gegensatzspannung rot–schwarz durch die danebenstehende Blume noch verstärkt. Die drei Elemente, schwarzes Häuschen, schwarze Vögel und schwarzes Nest wirken bedrohlich, jedoch wie aus der Ferne. Das Mädchen in der Mitte des Bildes überragt den winzigen Baum um mehr als das Doppelte. Diese fröhliche kleine Prinzessin scheint durch ihre goldene Krone und ihrer gelben Schleife am Kleid, mit der Sonne und der grossen gelben Blume in Verbindung zu stehen. Bei der Betrachtung des Bildes fällt folgende Aneinanderreihung am unteren Bildrand auf: fragile, blaue Blume, kleiner Baum, rote Blume, Mädchen, strahlend gelbe Blume. Können wir diese Darstellung als die bisherige Lebensgeschichte von Leila begreifen ?

Bild 4, Leila

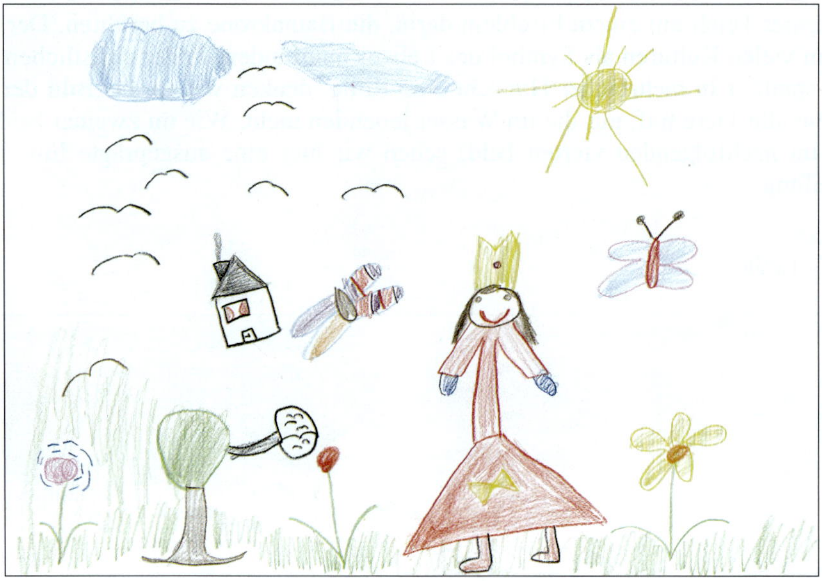

Das letzte Bild erinnert an ein grossartiges Finale. Wir sehen ein vom Boden gelöstes Häuschen mit schwarzem Dach und dunkelroten Vorhängen, vier schwarze Vögel unter einem farbenprächtigen grossen Regenbogen.

Bild 5, Leila

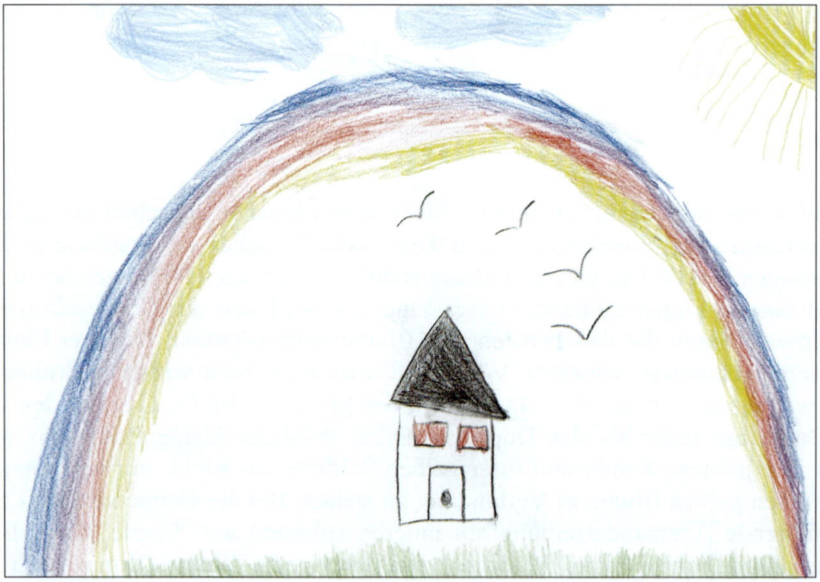

In Leilas letztem Bild entsteht der Eindruck von einer anderen Welt. Assoziationen in Richtung Schutz liegen ebenso nahe, wie das Bewusstsein von Bedrohung. Es scheint fast, als wäre dieses Bewusstsein eingeschlossen, abgekapselt und von einer Schutzschicht (dem Regenbogen) umgeben. Leila geht es heute gut und sie ist seit Jahren ohne Rezidiv in Remission.

Was können uns nun die im statistischen Teil dieser Arbeit berechneten Daten über diese Bildserie aussagen? Wollen wir uns die Beurteilungen der Psychologen für diese Zeichnungsserie genauer anschauen. Im Anhang C, S.144, sind die berechneten prognoserelevanten Variablen für Leila's Zeichnungsserie dargestellt. Wir sehen, dass es hinsichtlich der Prognose keine signifikante Übereinstimmung gab. Die prognoserelevanten Variablen zeigen jedoch hinsichtlich der Beurteilung von *Angst, Trauer, Wut, Bedrohlichkeit* sowie der *Einschätzung der Farbigkeit*, zum Teil hochsignifikante Übereinstimmungen.

An diesem Beispiel sehen wir, dass, selbst wenn eine hohe Übereinstimmung zwischen den Experten hinsichtlich dieser subjektiven Variablen bestand, durch eine unterschiedliche INTERPRETATION und BEWERTUNG dieser Faktoren in Bezug auf den Krankheitsverlauf, letztlich keine Einigkeit in der Einschätzung der Prognose erreicht wurde. Hier wäre vor Beginn der Studie eine genauere Klärung des jeweiligen psychologischen Hintergrundes und Verständnisses jedes Experten in Bezug auf die Deutung von Symbolen, Strichführung, Bewertung von Farbigkeit usw. eventuell hilfreich gewesen. Wir können uns an diesem Resultat der Studie einmal mehr bewusst werden, wie sehr alle Beobachtungen und alle Gedanken nur in einem *Kontext* existieren, d.h. sie sind konstruktivistischer Natur. Oder anders gesagt: „... jede Wahrnehmung und jede Idee entstehen aus einer bestimmten Perspektive des wahrnehmenden oder denkenden Menschen“ (Gill, 1997, 21). Dies gilt letztlich jedoch für **jede** Wissenschaft, sei sie eine Naturwissenschaft, oder eine sogenannte hermeneutische Wissenschaft. (Hermeneutik: die Interpretation von Bedeutungen, Lehre vom Verstehen und Auslegen geisteswissenschaftlicher Gegenstände). Der „Beobachterbeitrag“ kann niemals auf Null reduziert werden, dies wäre eine Illusion und letztlich bleibt eine Tatsache nur in ihrem Kontext bedeutungsvoll (Gill, 1997).

Claudius

Claudius war zum Zeitpunkt der Studie 9 Jahre alt. Im Alter von acht Jahren wurde bei ihm die Diagnose eines T–Zell–Lymphoms gestellt. Claudius erhielt 9 Monate Chemotherapie, welche zum Zeitpunkt als er die Zeichnungen anfertigte, gerade beendet wurde.

Claudius meinte zu seinem ersten Bild, dass der Kopf dieser gezeichneten Gestalt so rot sei von einer grossen Anstrengung. Er würde versuchen, eine ganze Reihe Bücher (Wissen?) über seinem Kopf hochzuhalten. Dabei ginge es um eine Wette. Die schwarzen Kügelchen am Arm stellten Muskeln dar. Das Bild erschüttert durch den Gesichtsausdruck der Gestalt, durch den aufgerissenen Mund mit vielen fehlenden Zähnen und die Farbgebung. Verbal und auch durch kleine zeichnerische Elemente (Goldzahn, die winzigen Muskeln) versucht sich das Kind mit Ironie von der im

Bild ausgedrückten Verzweiflung etwas zu distanzieren. Wird das in all den vielen Büchern enthaltene Wissen beim Kampf gegen die Krankheit zuverlässig helfen können ?

Bild 1, Claudius

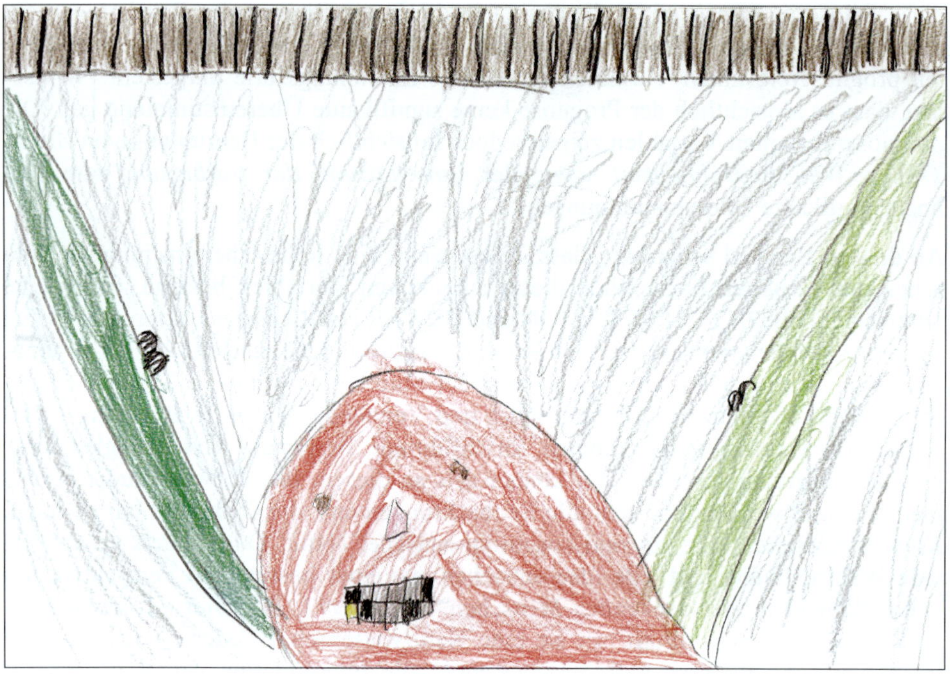

Claudius erzählt, im zweiten Bild habe er eine grosse Bakterie gemalt. Sie mache einen krank. Die Bakterie sei zwar stark, aber doch nicht so stark, wie die Bakterienpolizei (die violette Kugel über der Bakterie). Die Auseinandersetzung mit der ungeheuren Gefährlichkeit der Krankheit, ihrer Übermacht und Bedrohlichkeit, der Versuch die Ursachen zu verstehen aber auch die Bereitschaft gegen diese riesige Bakterie zu kämpfen, wurden in dieser Zeichnung eindrücklich dargestellt. Claudius befindet sich in Remission.

Die Experten kamen in den Einzelfragebögen zu keiner signifikanten Übereinstimmung hinsichtlich ihrer Prognoseeinschätzung. In den Serienfragebögen spaltete sich die Beurteilung der Prognose letztlich sogar in zwei Extrempositionen. Zwei von vier Experten prognostizierten Verbesserung bzw. Heilung, zwei dagegen Verschlechterung. Eine signifikante Übereinstimmung in den Prognose relevanten Variablen bestand für *Angst, Freude* und *Bedrohlichkeit* (siehe Anhang C, S. 147).

Bild 2, Claudius

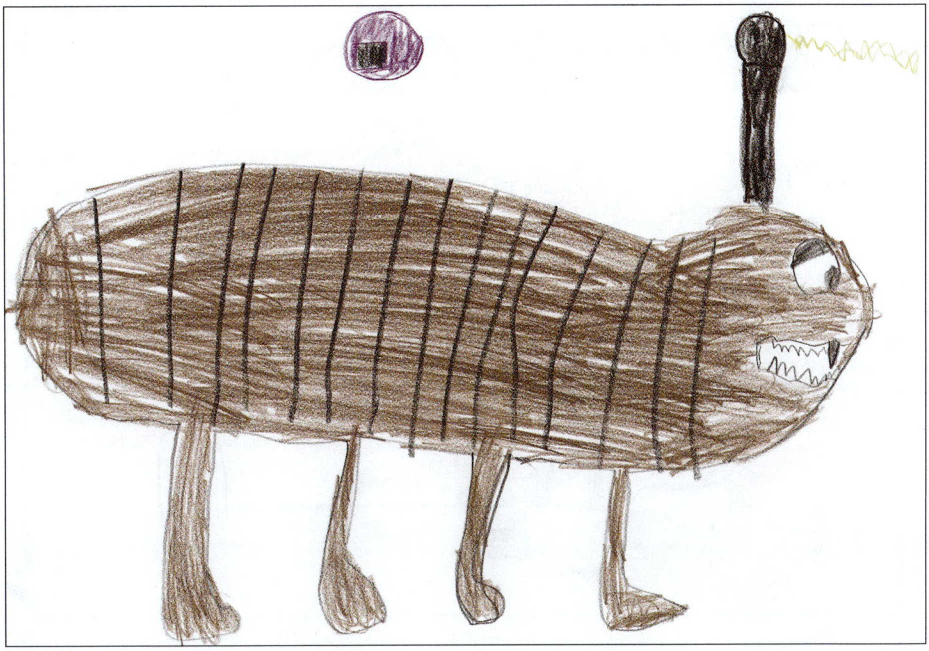

Pit

Die folgenden Zeichnungen malte Pit, ein 8 jähriger, an einem Medulloblastom (Hirntumor) erkrankter Junge. Die Diagnose wurde in seinem 7. Lebensjahr gestellt. Nach der Operation, erhielt Pit Radio– und Chemotherapie. Die Chemotherapie war zum Zeitpunkt der Zeichnungen noch nicht beendet. Das Kind fertigte eine Bilderserie von 11 Zeichnungen an. Im Rahmen dieser Arbeit ist es nicht möglich, alle Bilder zu diskutieren, so dass eine Auswahl von einigen Zeichnungen getroffen werden musste (siehe auch Kapitel 1, S. 15-17).
Pit erzählte, auf Bild 4 habe er einen Hasen mit einer Rübe gemalt. An der Rübe sei eine Schnur befestigt. Wenn der Hase nun die Rübe aufhebe, explodiere eine Bombe. Das Bild zeigt eine auffallende Symmetrie. Links und rechts neben dem Hasen stehen zwei Bäume. Darüber sind jeweils zwei schwarze Vögel und eine schwarze Wolke gezeichnet. Über dem Hasen ist ein Stück Regenbogen zu sehen. Am Himmel steht eine Sonne mit schwarzem Gesicht. Unter ihr, auf der Erde sehen wir die Bombe. Die Bedrohung ist enorm gross. Schwarze Wolken ziehen auf und die Zeitbombe droht zu explodieren. Die Welt unter dem Regenbogen scheint zu eng geworden für den Hasen. Sie bietet nicht mehr ausreichend Schutz. Kann er der äusseren Bedrohung standhalten? Doch: ist diese Bedrohung tatsächlich eine Äussere? Kann der Hase dem spürbaren inneren Drang die Rübe aufzuheben, widerstehen?

Bild 4, Pit

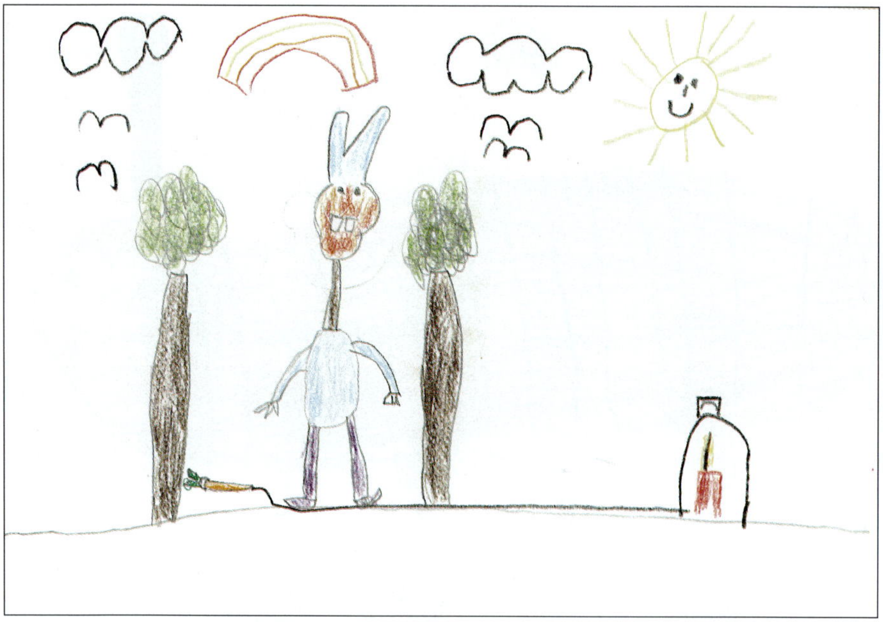

Zu Bild 5 meint Pit, er hätte eine Buldogge gezeichnet. Der Totenkopf soll zeigen, wie gefährlich der Hund ist, denn er würde Menschen auffressen. Die zentrale Gestalt auf dem Bild ist der bedrohlich wirkende Hund. Auffallend ist der schwarze breite Rand um den Kopf des Hundes und seine seltsamen Ohren. Sie erscheinen wie Gewächse. Die schmerzende, kranke Region (Pit's Hirntumor) wird uns Betrachtern des Bildes, auf erschütternde Weise fast selbst körperlich fühlbar. Die Sonne ist klein und scheint weit entfernt zu sein. Fünf schwarze Vögel fliegen am Himmel. Das Gefangensein in der Krankheit, die enorm grosse Angst, welche Pit erleben muss, werden hier deutlich spürbar. Der Junge mobilisiert seine Abwehrkräfte im Kampf gegen den Tumor und versucht sich von Gefühlen der Ohnmacht und Angst mit Hilfe von Aggressionen, etwas zu distanzieren.
Schauen wir uns ein letztes Bild (S. 107, Bild 6) aus dieser Zeichnungsserie an. Ein Kämpfer schaut uns dort entgegen. Auf der Stirn trägt er ein Mal, eine Spinne, wie Pit beschreibt. Er steht da, auf kräftigen, stabilen Beinen, mit grossen Füssen – aber worauf steht er? Seine Weste ist besetzt mit langen Stacheln und soll ihm Schutz bieten. An seinen Händen sehen wir nur jeweils drei Finger. Sein Gesichtsausdruck zeigt eine etwas unbestimmte Mischung aus Entschlossenheit, Traurigkeit und Nachdenklichkeit. Dieser Helfer gegen den Albtraum Krankheit scheint auf uns zuzugehen und seine ganze Körperhaltung drückt die Bereitschaft zum Kampf aus. Pit ist bis zum jetzigen Zeitpunkt ohne Rezidiv in Remission.
Bei Pit herrschte unter den Experten lediglich in der Beurteilung der Variable *Freude* eine signifikante Übereinstimmung. Die Prognose wurde in der Gesamtanalyse

des Serienfragebogens von zwei Experten als unsicher eingestuft, ein Experte beurteilte sie in Richtung Verbesserung, ein anderer in Richtung Verschlechterung.

Bild 5, Pit

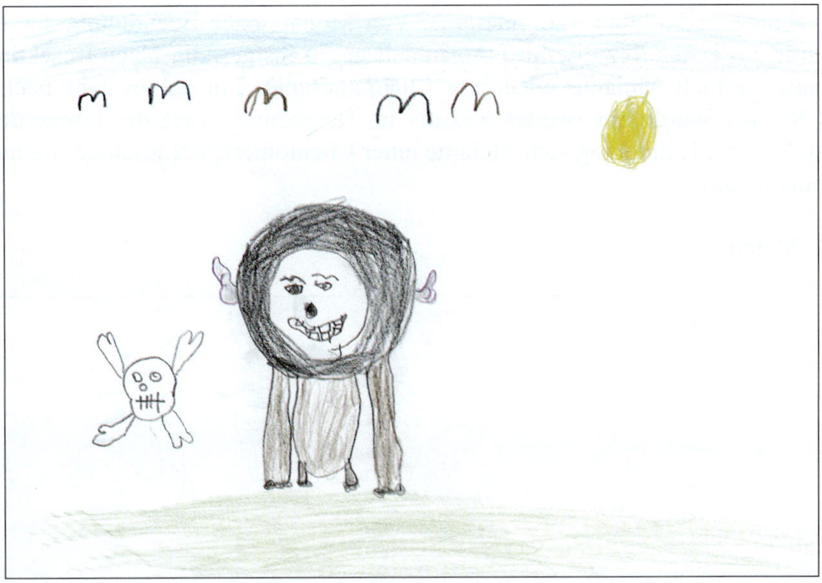

Bild 6, Pit

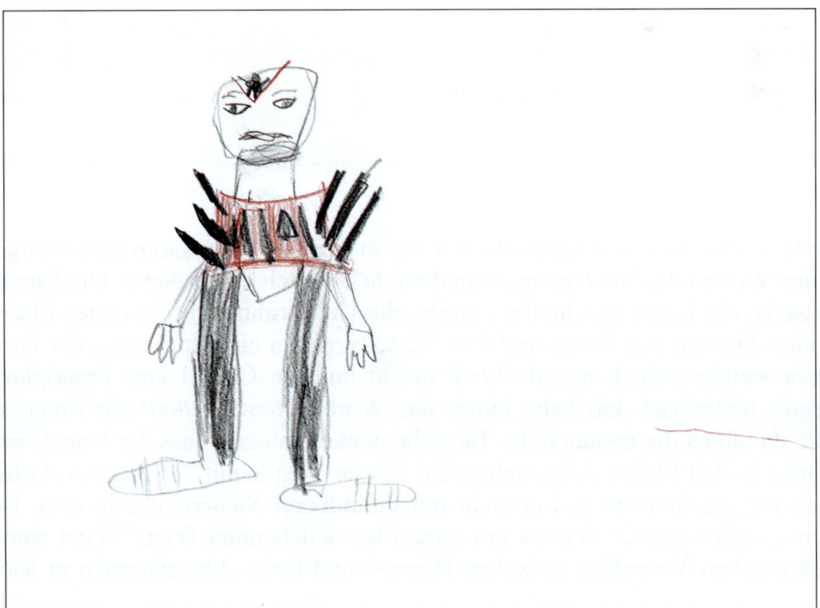

Melanie

Die folgenden vier Bilder stammen aus der hier vollständig wiedergegebenen Bilderserie der damals 15–jährigen Melanie. Sie erkrankte an einem Ewing–Sarkom. Nach Resektion des Tumors sowie einer Rippe erhielt das junge Mädchen während eines Jahres Chemo– und Radiotherapie. Vier Monate nach Beendigung der Therapie wurde ein erstes Rezidiv mit Lungenmetastasen festgestellt. Nach Resektion der Metastasen erhielt Melanie wiederum Chemotherapie. Ein halbes Jahr nach dem ersten Rezidiv wurde ein zweites Rezidiv im Herzbeutel sowie der Lunge diagnostiziert. Nochmals unterzog sich Melanie einer Chemotherapie (autologe Stammzellrücktransfusion).

Bild 1, Melanie

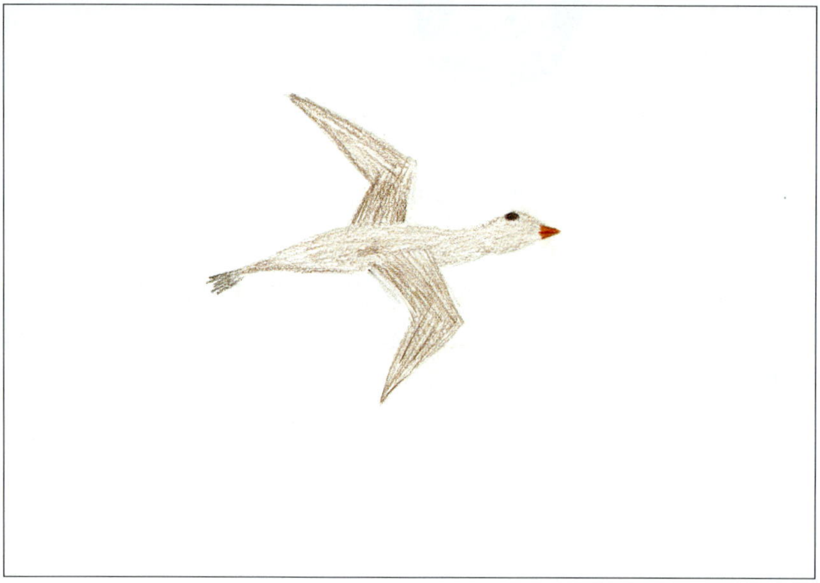

Ein Vogel mit seltsam abgeknickten Flügeln und auffallender Kopfhaltung fliegt nach den Worten des Mädchens „irgendwohin", vielleicht ans Meer. Die Einsamkeit des Vogels, die Leere welche ihn umgibt, die Unbestimmtheit (?) seines Ziels, aber auch eine Ahnung von Weite und Frei–Sein, erzeugen eine Stimmung der Grenzenlosigkeit welche jedoch nachdenklich macht und ein Gefühl von Traurigkeit und Besorgnis hinterlässt. Ich habe hinter das Wort *Unbestimmtheit* ein Fragezeichen gesetzt, da ich an die erstaunliche Tatsache denken musste, dass der Vogel, wenn er im Herbst in den Süden zieht, unbeirrbar seinen Weg kennt. Er fliegt zu Orten, die er noch nie gesehen hat und erreicht mit unfehlbarer Sicherheit sein Ziel. Besteht hier ein „vorbewusstes" Wissen um diesen bevorstehenden Weg? Vögel sind symbolisch gesehen Vermittler zwischen Himmel und Erde. Assoziationen in Richtung

Freiheit, ein Wunsch sich zu lösen, zu befreien von Kummer und der tragischen Wirklichkeit, sind mögliche Einfälle zu diesem Bild.

Das zweite Bild zeigt nach Melanie's Worten Dinge, welche sie sehr gern hat. Wir sehen eine riesige Waffel mit Eiscreme, Ice Tea, einen Hamburger. Das Mädchen selbst liegt im Bett. Wir sehen, dass es keine Haare hat, die Augen geschlossen hält. All diese geliebten Dinge sind zart und schwach gezeichnet, umgeben das junge Mädchen wie in einem Traum. Sie setzt sich nicht im Bett auf um nach ihnen zu greifen. Wie schon im ersten Bild, scheint mir hier ein Rückzug des Mädchens von der realen Wirklichkeit thematisiert.

Bild 2, Melanie

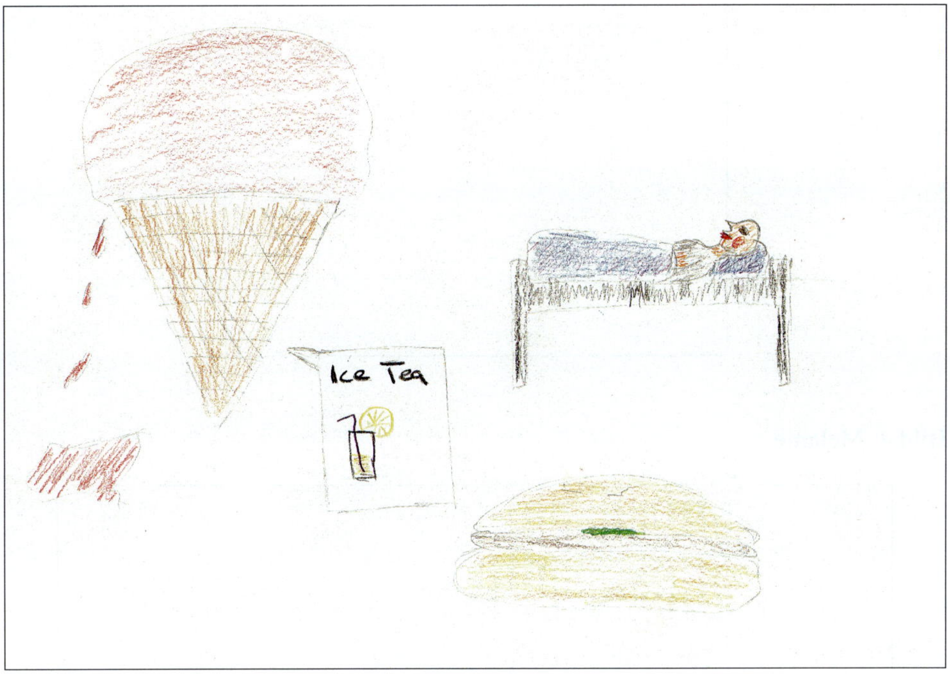

Im dritten Bild sehen wir einen sehr zart gezeichneten Baum, welcher in der Luft zu schweben scheint. Der blühende, früchtetragende Baum kann als ein Symbol des Lebens verstanden werden. Hier jedoch sehen wir, dass die Verbindung zur Erde, welche ihn ernähren und halten soll, durch die fehlenden Wurzeln unterbrochen ist. Der Stamm ist äusserst fragil gemalt und scheint langsam zu verblassen.

Zu ihrem letzten Bild 4 meint das Mädchen, es stelle ein Feuerwerk dar, oder Gekritzel. Das junge Mädchen verstarb 15 Monate später, knapp 17– jährig. Alle hier vorliegenden Bilder wurden während der ersten Chemotherapie, innerhalb von 6 Monaten gezeichnet.

Bild 3, Melanie

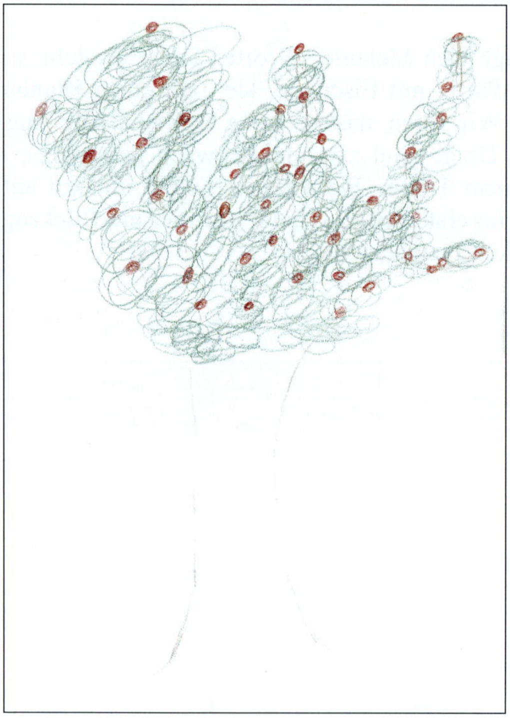

Bild 4, Melanie

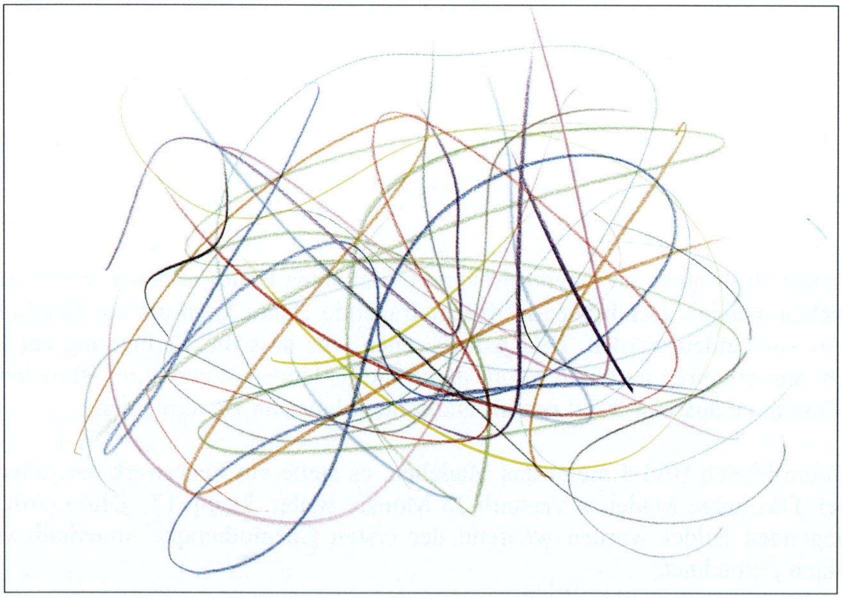

Bei Melanie bestand innerhalb der Einzelfragebögen unter den Experten eine signifikante Übereinstimmung hinsichtlich der Prognose. Bei den Serienfragebögen jedoch kam es bei der Beurteilung der Prognose zu einer Aufspaltung in zwei Extrempositionen. Einer von vier Experten prognostizierte Heilung, während die übrigen drei Experten von einer deutlichen Verschlechterung ausgingen. Einzig bei den prognoserelevanten Variablen *Angst* und *körperliche Befindlichkeit* kam es zu einer signifikanten Übereinstimmung der Experten (siehe Anhang C, S.149). Die ärztliche Prognose lautete ebenfalls Heilung. Wie ist dieses divergente Ergebnis zu erklären?
Erinnern wir uns an die Resultate in Kapitel 6. Es stellte sich heraus, dass der Arzt im Vergleich mit den Psychologen, einen Trend zu deutlich positiveren Prognoseeinschätzungen zeigte. Zunächst wäre kritisch anzumerken, dass der Arzt nur ein einziges mal eine Prognoseeinschätzung für jedes Kind gab, nämlich zu Beginn der Studie. Die Psychologen schätzten bei jeder Zeichnung die Prognose neu ein und hatten zusätzlich im Serienfragebogen die Möglichkeit zu einer Gesamtanalyse, d.h. sie konnten die gesamte Bilderserie nochmals als ein Ganzes beurteilen und aufgrund des Verlaufs evtl. neu entscheiden.
Folgende Tabelle zeigt eine Häufigkeitsauszählung der eingeschätzten Prognosen des Arztes.

Tab. 29: Arzt Prognose

Heilung	20	**66.6 %**
unsicher	9	**30.0 %**
fataler Verlauf	1	**3.3 %**

Zum Vergleich soll die untenstehende Tabelle mit den von den Psychologen eingeschätzten Prognosen dienen:

Tab. 30: Prognose der Psychologen in den Serienfragebögen

	Variablen Nr.	**Häufigkeit**	**Prozent**
Heilung	1	9	7,5
Besserung	2	29	24,2
Besserung	3	23	19,2
unsicher	4	30	25,0
Verschlechterung	5	16	13,3
Verschlechterung	6	13	10,8

Eine Möglichkeit, die Tendenz des Arztes zu positiveren Prognosen zu erklären, liegt in der Berufsidentität. Alle Therapien zur Krebsbekämpfung sind in hohem Mass mit Leiden für die Patienten verbunden. Für den Arzt bedeutet diese Situation, dass er auf die Bereitschaft und den starken Willen der kleinen Patienten und deren Eltern, diesen Weg zu gehen, angewiesen ist. Er leistet also mit dem gesamten medizinischen Team eine gewaltige Motivationsarbeit, hinter welcher der Glaube und die Hoffnung auf ein Gelingen der Therapie steht. Es ist ein tatsächliches aktives Ringen mit der Krankheit über einen oft sehr langen Zeitraum. Die Überzeugungskraft des Arztes und seine Übermittlung von Hoffnung, ist für viele Betroffene lebensnotwendige Hilfe gegen Mutlosigkeit und Resignation.

Bei den Psychologen fiel auf, dass bei Einschätzung der Prognose kein einziges mal die Möglichkeit *Tod* angekreuzt wurde. Zur Erinnerung sei hier nochmals die Skala wiedergegeben, nach welcher die Psychologen in den Fragebögen ihre Prognose einschätzten:

1	2++	3 +	4	5 –	6 – –	7
Heilung	Besserung		unsicher	Verschlechterung		Tod

Die äusserste Einschätzung, welche die Psychologen zu geben bereit waren, war die Prognose *Verschlechterung*. Ein möglicher Grund hierfür kann die Ausrichtung der Studie auf die Erfassung des **prospektiven** Krankheitsverlaufs sein. Das heisst, die Psychologen sollten Prognoseeinschätzungen zum Krankheitsverlauf geben, ohne ein Wissen um die Realität. Eine Prognose wie *Tod* zu stellen, kann in der Phantasie einem Urteil gleichkommen, so dass der Widerstand und die Hemmung zu gross waren, als dass je eine infauste Prognose gestellt wurde.

Ein interessantes Resultat der Studie scheint mir der ausgesprochen hohe Anteil der Mädchen in der Gruppe der signifikant übereinstimmenden Expertenprognosen zu sein. Drei der vier Experten waren Frauen und es stellt sich hier zumindest die Frage, ob die Gleichgeschlechtlichkeit in dem Sinne eine Rolle gespielt hat, dass hier eine stärkere Identifikation stattgefunden hat und ob Signale besser wahrgenommen werden konnten, oder ob Mädchen tatsächlich stärker in ihrer Expressivität sind. Dies wäre ein interessanter zu überprüfender Befund für eine nächste Studie.
Bei der Suche nach einer trendmässigen Entwicklung in den Zeichnungsserien bezogen auf den **aktuellen Zustand** des Kindes wurde folgendes Resultat ersichtlich. Die Veränderungen in den Mittelwerten der „objektiven" Variablen wie *quantitative Erfassung der Farben*, das *Vorhandensein einer Belastungssituation,* aber auch die Einschätzung des *körperlichen Zustandes des Kindes* konnten als Prädiktoren für den tatsächlichen aktuellen Zustand gewertet werden. Dieses Resultat unterstützt die Vermutung, dass sich relevante Variablen in Bezug auf den tatsächlichen körperlichen Zustand des Kindes in seinen Zeichnungen widerspiegeln und erfasst werden können.
Die stärkste Voraussagekraft für die Experten**prognose** hatten die subjektiven Variablen (hier vor allem der erste Eindruck der Zeichnung), wobei der stärkste Faktor die Einschätzung der Variable *Wut* war. Damit wurde das Ergebnis der Studie von Schuppli (1989) bestätigt, dass es der Gesamteindruck einer Zeichnung sei, welcher hinsichtlich der Prognoseeischätzung ausschlaggebend ist.
Für die Auswertung der Zeichnungen lagen in dieser Studie ursprünglich Kommentare jedes Kindes zu jeder Zeichnung vor. Nach Absprache der Experten, vernachlässigten wir diese Kommentare jedoch, da sie in vielen Fällen zu suggestiv gestaltet

waren. Auf diese Kommentare wurde lediglich bei Unklarheiten in Bezug auf eine bestimmte Darstellung in der Zeichnung zurückgegriffen. Mir erscheint die Idee der Kommentare jedoch wichtig und gut, da sie den projektiven Anteil der Experten bei der Beurteilung einer Zeichnung eingrenzen könnten.
Weiter wäre es sinnvoll, dass sich alle an solch einer Studie Beteiligten, über ihren psychologischen Hintergrund verständigen würden. Der Kontext in welchem eine Studie dieser Art durchgeführt wird, wäre damit transparent und einheitlicher.
Bei der statistischen Auswertung der Daten gab es insofern einige Schwierigkeiten, als die Fragebögen für die Psychologen nicht genügend gut auf die Fragebögen des Arztes abgestimmt waren. So mussten retrospektiv Kategorien gebildet und Skalen neu aufeinander abgestimmt werden, was immer mit Fehlerquellen oder Informationsverlusten verbunden ist. Der Zeitpunkt der Zeichnungserhebung wäre ebenfalls zu überdenken. Vom methodischen Standpunkt aus wäre es sinnvoll, Gruppen von Kindern zu bilden indem man diejenigen Kinder, welche sich zum Zeitpunkt der Studie in Chemo–, Radio–, oder anderen invasiven Therapien befinden, von Kindern trennt, welche zu diesem Zeitpunkt in Remission sind.

Die vorliegende Arbeit hat nicht den Anspruch Antworten auf Fragen zu geben, sondern sie soll vor allem Fragen aufwerfen. Bestenfalls stimmt sie nachdenklich über unser Wissenschaftsbild, über unser Menschenbild und über unsere eigene innere Haltung, solch subtilen Äusserungen wie den vorliegenden Kinderzeichnungen gegenüber, denn: „Trotz allem, was er auf den ersten Blick zu sein schien, ist der Tod einer Person keine empirische Faktizität ...; er erschöpft sich nicht in dieser Erscheinungsform. ... Das Ende ist lediglich ein Moment des Todes – ein Moment, dessen andere Seite nicht das Bewusstsein oder das Verstehen, sondern die Frage darstellt...“ (Levinas, 1996, 24).

8. Zusammenfassung

Es gilt heute im klinischen Bereich als anerkannt und akzeptiert, dass Kinderzeichnungen Hinweise auf das intellektuelle Reifeniveau eines Kindes geben können. Diese Akzeptanz erstreckt sich jedoch nicht in gleichem Masse auf die Hypothese, Zeichnungen als Mittel zur Erkenntnis unbewusster Projektionen emotionaler Aspekte der kindlichen Persönlichkeit zu betrachten. Obwohl Zeichnungen nicht nur im psychotherapeutischen Kontext, sondern auch von Klinikern in ihrer Arbeit sehr geschätzt werden, betrachten eine Reihe von Forschern deren Verwendung als projektive Techniken mit Skepsis, da sie davon ausgehen, dass die für Tests erforderlichen Standarts nicht erbracht werden und der subjektive Anteil des Betrachters eine praktisch unkontrollierbare Variable darstelle. Von psychoanalytisch orientierten Autoren dagegen wird das Bild, wie auch der Traum, als Ausdrucksfeld des Unbewussten aufgefasst, das mit Mitteln der Symboldeutung und unter Beachtung der Mechanismen wie Verdichtung oder Verschiebung gedeutet werden kann und uns Einblick in die innere Welt des Kindes gibt. Das Interesse am Aussagewert von Zeichnungen im Zusammenhang mit somatischen Erkrankungen ist in den letzten Jahren deutlich gewachsen und es liegen von einigen Autoren interessante Ergebnisse vor (Bürgin, 1978; Bach, 1995; Schuppli, 1989; Kiepenheuer, 1980). In diesen Arbeiten wird postuliert, dass neben psychischen auch somatische Aspekte in der Zeichnung eines kranken Kindes zum Ausdruck kommen. Bach (1995) geht in ihrer Arbeit soweit, Aussagen zum Krankheitsverlauf und zur Lokalisation somatischer Erkrankungen zu machen. Schuppli (1989) kam in ihrer Dissertation zum Ergebnis, dass in 65% der Fälle prospektive Aussagen über den Krankheitsverlauf zutreffend waren, Lokalisationsangaben jedoch nicht.

Die vorliegende Untersuchung greift die Frage nach dem prospektiven Aussagewert von Zeichnungen krebskranker Kinder auf. Es wurde die Frage geprüft, ob allein aus einer Serie spontan angefertigter Zeichnungen von Kindern mit malignen Erkrankungen gültige Voraussagen getroffen werden können.

Vorgehen: Zur Beurteilung lagen insgesamt 167 Zeichnungen von 30 Kindern vor. Vier Psychologen werteten die Zeichnungen unabhängig voneinander und ohne Kenntnis des Kindes oder der Diagnose anhand von Fragebögen aus. Die Zeichnungsgewinnung erfolgte durch einen anderen Psychologen, welcher nicht mehr an der weiteren Auswertung beteiligt war. Für die Aufnahme eines Kindes in die Studie mussten mindestens drei Zeichnungen vorliegen. Zu jeder Zeichnung existiert zusätzlich ein von der hämatologisch–onkologischen Poliklinik ausgefüllter Fragebogen mit Angaben über den tatsächlichen momentanen körperlichen Zustand des Kindes. Zwei Jahre nach Abschluss der Zeichnungsstudie wurde anhand der Krankengeschichten der jeweilige aktuelle Gesundheitszustand des Kindes ermittelt und

in statistischen Testverfahren mit der Prognose der Psychologen und des Arztes verglichen.
Zur Beurteilung der Zeichnungen wurden nach Widlöcher (1974) und Schuppli (1989) der erste Eindruck des Bildes, der zeichnerische Entwicklungsstand, seine Veränderung im Verlauf der Zeichnungsserie, der narrative Wert des Bildes, sein Ausdruckswert, Projektionswert sowie der symbolische Wert festgehalten.

Die **Resultate** ergaben, dass vier Psychologen bei 15 von 30 Kindern hinsichtlich ihrer Prognosen einen Konkordanzkoeffizienten (Kendall W) von grösser als 0.5 zeigten. Diese 15 Kinder mit relativ hoher Prognoseübereinstimmung unterschieden sich von der anderen Gruppe signifikant durch ihr Geschlecht, d.h. in dieser Gruppe waren deutlich mehr Mädchen vertreten, nämlich 11 von 14. Bei den Knaben waren lediglich 4 von 15 in der Gruppe der hohen Prognoseübereinstimmung vertreten.
Die Prognose des Arztes stimmte mit den Prognosen eines Psychologen überein, jedoch nicht mit den übrigen drei Experten. Es bestand also zwischen den Prognosen der Psychologen und der des Arztes insgesamt keine Korrelation. Dieser Unterschied kann auf verschiedenen beruflichen Sichtweisen beruhen, dürfte in unserer Studie jedoch leider auch an dem teilweise nicht identischen Messinstrumentarien liegen. Einen Hinweis für eine spezifische Sichtweise sahen wir darin, dass der Arzt eine deutliche Tendenz zu positiveren Prognosen (in 75% aller Fälle) im Vergleich zu den Psychologen zeigte, wobei zwischen seiner Prognose und dem tatsächlichen aktuellen Zustand des Kindes zwei Jahre nach Abschluss der Studie keine signifikante Übereinstimmung bestand. Zwei von vier Psychologen zeigten hingegen eine signifikante Übereinstimmung in der Einschätzung ihrer Prognosen und dem aktuellen Gesundheitszustand des Kindes. Ausschlaggebend für die Entscheidung zu einer jeweiligen Prognose waren, neben der Einschätzung des zeichnerischen Entwicklungsstandes und der quantitativen Erfassung der Farben, vor allem Variablen welche einen hohen subjektiven Anteil besassen. Dies erklärt auch, warum es zwischen den Experten hinsichtlich dieser Prognose relevanten Variablen keine signifikante Übereinstimmung gab. Bezogen auf den tatsächlichen aktuellen Zustand des Kindes kam es vor allem in der Einschätzung der Variablen *körperlicher Zustand*, *Vorhandensein einer Belastungssituation* und der *quantitativen Erfassung der Farben* zu signifikanten Veränderungen im Verlauf der Zeichnungsserie. Die Berechnung der eher subjektiven Variablen in ihrer Veränderung über die Zeit bezogen auf den aktuellen Zustand des Kindes lieferte einen Hinweis, dass hier in der Einschätzung der Variabel *Bedrohung* das höchste Voraussagepotential liegt. Eine signifikante Veränderung der Mittelwerte über die Zeit, gab es in der Einschätzung der subjektiven Variablen in Bezug auf die Prognosen. Hier war es vor allem die Variable *Wut*, welche als Einzelvariable in ihrer Veränderung über die Zeichnungsserie mit der Prognose korrelierte.

Die vorliegende Studie legt nahe, dass ein methodischer Zugang zu Kinderzeichnungen trotz hohem subjektiven Anteil der Betrachter möglich ist, sowie sinnvolle und interessante Resultate liefern kann und Anlass für neue Fragestellungen bietet. Eine Verbindung des methodischen Zugangs (und damit dem Anspruch auf empirischer Überprüfbarkeit von Resultaten) mit der durchaus intuitiven, sehr individuellen Art sich diesen Bildern zu nähern, ein Abwägen und Vergleichen dieser beiden Formen des Verstehens und des Suchens nach sinnvollen Zusammenhängen, scheint trotz Schwierigkeiten und Hindernissen eine sinnvolle Möglichkeit der Auseinandersetzung mit Zeichnungen im vorliegenden speziellen Kontext zu sein. In dieser Arbeit sollte vermieden werden, einer der beiden Extrempositionen: *zu wissen, ohne zu sehen,* oder *zu sehen, ohne zu wissen* (Didi–Hubermann, 1990, 147) zu verfallen. In jedem Fall hätte hier ein Verlust gedroht. Wer nach Didi–Hubermann die Wahl trifft, bloss zu *wissen,* gewinnt die Einheit und die Evidenz der einfachen Vernunft. „Wer dagegen sehen oder betrachten möchte, verliert die Einheit einer geschlossenen Welt und findet sich in der unbequemen Öffnung eines nunmehr gleitenden Universums wieder, wo er allen Stürmen des Sinns ausgesetzt ist. ... Natürlich gibt es die Naivität des Betrachters, der nichts weiss; ihr steht aber auch die doppelte Naivität dessen gegenüber, der das Wissen restlos der Wahrheit überstülpt ..." (Didi–Hubermann, 1990, 147). Es kann jedoch nicht darum gehen, sich zwischen Wissen und Sehen zu entscheiden, sondern das Dilemma aushalten zu können, zwischen etwas wissen und jedenfalls nichts anderes sehen, aber jedenfalls etwas sehen und nichts anderes wissen... (Didi–Hubermann, 1990, 150). Es geht einzig darum eine dialektische Sicht zuzulassen.

Anhang A

Fragebögen

Ausgefüllt durch:

Signatur:

Geburtsdatum:

Datum der Zeichnung:

Auswertungsbogen für Einzelbilder

Nummer der Zeichnung:

I Erster Eindruck

Lassen Sie das Bild kurz auf sich einwirken. Versuchen Sie anschliessend Ihren anfänglichen spotanen Eindruck mit untenstehenden Stichwörtern einzustufen.

Angst	1	2	3	4	5	6	7
	wenig						viel
Freude	1	2	3	4	5	6	7
	wenig						viel
Trauer	1	2	3	4	5	6	7
	wenig						viel
Wut	1	2	3	4	5	6	7
	wenig						viel
Bedrohlichkeit	1	2	3	4	5	6	7
	wenig						viel

II. Inhaltlich–qualitative/quantitative Analyse

1. Verteilung:
Achten Sie wiederum auf die unterschiedliche Verteilung der Objekte, setzen Sie die entsprechenden Kreuze ein und geben Sie stichwortartige Beschreibungen (Bsp. 2 Kinder, 1 Baum usf.)

lebende Objekte ( ), nämlich...
(Menschen, Tiere, Pflanzen)
keine ( )

belebte Objekte ( ), nämlich ....
(Z.B. Sonne mit Gesicht, Blumen mit Gesicht, Geister, Roboter, Phantasie- und Märchenfiguren usf.)
keine ( )

unbelebte Objekte ( ), nämlich ....
(Z.B. Haus, Auto, graphische Elemente usf.)
keine ( )

2. Grössenverhältnisse

2.1. übergrosse Figuren als *ganze Objekte* bei...

lebenden Objekten ( ), nämlich...

belebten Objekten ( ), nämlich ....

unbelebten Objekten ( ), nämlich ....

keine ( )

2.2. zu kleine Figuren als *ganze Objekte* bei

lebenden Objekten ( ), nämlich ....

belebten Objekten ( ), nämlich ....

unbelebten Objekten ( ), nämlich ....

keine ( )

2.3. zu grosse *Teile von Figuren* bei...

lebenden Objekten ( ), nämlich ....

belebten Objekten ( ), nämlich ....

unbelebten Objekten ( ), nämlich ....

keine ( )

2.4. zu kleine *Teile von Figuren* bei ...

lebenden Objekten ( ), nämlich ....

belebten Objekten ( ), nämlich ....

unbelebten Objekten ( ), nämlich ....

keine ( )

3. Unnatürliche Farbgebung bei :

(Z.B. **1** rote Kuh, **1** blauer Baum, **3** gelbe Gesichter usf.)

lebenden Objekten ( ), nämlich ....

belebten Objekten ( ), nämlich ....

unbelebten Objekten ( ), nämlich ....

keine ( )

4. Auffällige Strichführung

druckschwache Strichführung bei...

lebenden Objekten ( ), nämlich ....

belebten Objekten ( ), nämlich ....

unbelebten Objekten ( ), nämlich ....

keine ( )

druckstarke Strichführung bei...

lebenden Objekten ( ), nämlich ....

belebten Objekten ( ), nämlich ....

unbelebten Objekten ( ), nämlich ....

keine ( )

andere Auffälligkeiten in der Strichführung als die oben beschriebenen bei...

lebenden Objekten ( ), nämlich ....

belebten Objekten ( ), nämlich ....

unbelebten Objekten ( ), nämlich ....

keine ( )

5. Auslassungen bei :

(fehlende Elemente z.B. Hände oder Füsse usf.)

lebenden Objekten ( ), nämlich ....

belebten Objekten ( ), nämlich ....

unbelebten Objekten ( ), nämlich ....

keine ( )

6. Wiederholungen bei :

(z.B. Symmetrische Darstellungen von Objekten, z.B. 3 Blumen links und rechts von einer Figur, „Zahlendarstellungen" usf.)

lebenden Objekten ( ), nämlich ....

belebten Objekten ( ), nämlich ....

unbelebten Objekten ( ), nämlich ....

keine ( )

7. Mehrere Szenen vorhanden

(2 oder mehrere Szenen stehen für sich alleine nebeneinander und abgetrennt auf dem Blatt, z.B. Insel mit Palme und Meer, daneben die Ansicht eines Hauses mit Garten.)

wovon ( ) mit lebenden Objekten ( ), nämlich ....

( ) mit belebten Objekten ( ), nämlich ....

( ) mit unbelebten Objekten ( ), nämlich ....

keine ( )

III. Farbliche Analyse

1. Subjektiver Eindruck

bunt, intensiv leuchtend, insbes. *Grundfarben* (blau, rot, grün, gelb) ( )
Ausgeglichene Farbgebung ( )
Tendenz zu schwarz/weiss/grau ( )

2. Quantität

schwarz/weiss oder nur eine Farbe vorhanden ( )
2–5 Farben vorhanden ( )
6 und mehr Farben vorhanden ( )

IV. Zeichnerischer Entwicklungsstand

Entspricht das Zeichnungsalter dem Lebensalter des Kindes/Jugendlichen?

( ) ja
( ) nein
( ) unsicher

Falls ein Rückstand bestehen sollte, wie hoch schätzen Sie ihn ein ein?

( ) 1–2 Jahre
( ) 3–4 Jahre
( ) 4. u. mehr Jahre

Oder falls ein Vorsprung bestehen sollte, wie hoch schätzen Sie diesen ein?

( ) 1–2 Jahre
( ) 3–4 Jahre
( ) 4. u. mehr Jahre

V. Gesamtanalyse

1. Wie beurteilen Sie aufgrund der Zeichnung die körperliche Befindlichkeit des Kindes/Jugendlichen zu dem Zeitpunkt, an welchem die Zeichnung angefertigt wurde?

1	2	3	4	5	6	7
gesund			unsicher			krank

Nennen Sie die 3 wichtigsten Elemente, auf die sie sich bei der Einschätzung stützen (bitte nur Stichworte)

1. ....

2. ....

3. ....

2. Versuchen Sie eine prognostische Aussage zur Heilungschance zu geben, indem Sie diese Zeichnung als Ausgangspunkt nehmen.

1	2	3	4	5	6	7
Heilung	Besserung		unsicher	Verschlechterung		Tod

Auf welche 3 Elemente und Überlegungen stützen Sie Sich bei dieser Einschätzung? (bitte nur Stichworte)

1. ....

2. ....

3. ....

3. Bestehen Elemente, die aufgrund dieser Zeichnung auf eine Belastungssituation hinweisen?

( ) ja
( ) nein
( ) unsicher

Kurze Beschreibung:
....
....
....
....

4. Gibt es eine Diskrepanz zwischen der zeichnerischen Darstellung und dem jeweils dazugehörenden Kommentar?

( ) ja
( ) nein
( ) unsicher

Kurze Beschreibung:
....
....
....
....
....

Ausgefüllt durch ....

Signatur:.......

Auswertungsbogen für die Serie

I Erster Eindruck

1. Betrachten Sie **alle** Zeichnung und versuchen Sie, sich einen Eindruck zu verschaffen, den Sie mit untenstehenden Dimensionen, im Sinne einer insgesamt eher zu– oder abnehmenden Tendenz, einstufen.

Angst	1	2	3	4	5	6	7
	wenig						viel
Freude	1	2	3	4	5	6	7
	wenig						viel
Trauer	1	2	3	4	5	6	7
	wenig						viel
Wut	1	2	3	4	5	6	7
	wenig						viel
Bedrohlichkeit	1	2	3	4	5	6	7
	wenig						viel

II. Inhaltlich–qualitative Analyse

1. Kontinuität

1. Empfinden Sie beim Betrachten der Serie die Bilder als untereinander **inhaltlich zusammenhängend**?

1	2	3
ja	wech–selnd	nein

2. Gibt es "Überleitungselemente", welche die Kontinuität ausmachen?

a. Von den Farben her?

ja ( )
nein ( )
unsicher ( )

b. Von den Motiven her? ja ( )
nein ( )
unsicher ( )

c. Von der Strichführung her? ja ( )
nein ( )
unsicher ( )

d. Kurzer Kommentar: ....
....
....

3. Fallen bestimmte Zeichnungen wie aus der Serie heraus?

Wenn ja, Zeichung (en) Nr.

1	2	3	4	5	6	7	8	9	10

Nein ( )

2. Grössenverhältnisse

Wie sehen, über alle Zeichnungen betrachtet, die Grössenverhältnisse tendenziell aus? (Für die Option „schwankend" ist es wichtig, dass Sie zusätzlich eine der anderen 3 Kategorien ankreuzen)

lebende Objekte	immer gleich gross	( )
	grösser werdend	( )
	kleiner werden	( )
	schwankend	( ), nämlich bei Nr..1 2 3 4 5 6 7 8 9 10
belebte Objekte	immer gleich gross	( )
	grösser werdend	( )
	kleiner werden	( )
	schwankend	( ), nämlich bei Nr..1 2 3 4 5 6 7 8 9 10
unbelebte Objekte	immer gleich gross	( )
	grösser werdend	( )
	kleiner werden	( )
	schwankend	( ), nämlich bei Nr..1 2 3 4 5 6 7 8 9 10

3. Differenzierungsgrad

Empfinden Sie beim Betrachten der gesamten Bildserie die Reichhaltigkeit des Inhalts eher

zunehmend ( )
gleichbleibend ( )
abnehmend ( )
schwankend ( )

4. Dynamik im zeichnerischen Ausdruck

Beurteilen Sie die Dynamik und Bewegung im zeichnerischen Ausdruck über die gesamte Bildserie

zunehmend	( )
gleichbleibend	( )
abnehmend	( )
schwankend	( )

III. Farbliche Analyse

Ordnen Sie jede Zeichnung einer der 4 Kategorien zu.

Zeichnungen Nr.	1	2	3	4	5	6	7	8	9	10
bunt, intensiv leuchtend										
ausgeglichene Farbgebung										
tendenziell schwarz, weiss, grau										
einfarbig										

IV. Zeichnerischer Entwicklungsstand

Zeigt das Kind innerhalb der Serie den gleichen zeichnerischen Entwicklungsstand (ungeachtet, ob es dem Lebensalter entspricht oder nicht)?

1	2	3
ja	wech– selnd	nein

wenn 2 oder 3 gewählt wurde: welche fallen durch einen besseren Entwicklungsstand auf?

Zeichnung (en)	1	2	3	4	5	6	7	8	9	10

welche durch einen schlechteren Entwicklungsstand?

Zeichnung (en)	1	2	3	4	5	6	7	8	9	10

V. Gesamtanalyse

1. Wie schätzen Sie, ausgehend von allen Zeichnungen, die körperliche Befindlichkeit des Kindes/Jugendlichen ein?

1	2	3	4	5	6	7
gesund			unsicher			krank

Nennen Sie die 3 wichtigsten Elemente, auf die sie sich bei der Einschätzung stützen (bitte nur Stichworte)

1...
2...
3...

Lassen alle Zeichnungen der Serie eine ähnliche Einstufung zu?

1	2	3
ja	wech-selnd	nein

wenn 2 oder 3 gewählt wurde: Geben Sie die Zeichnung/en an, welche am stärksten aus der Serie „ausbrechen."

Zeichung (en)

1	2	3	4	5	6	7	8	9	10

2. Versuchen Sie eine wahrscheinliche Prognose bezüglich Krankheitsverlauf zu stellen.

1	2	3	4	5	6	7

Heilung Besserung unsicher Verschlechterung Tod

Auf welche 3 Elemente und Überlegungen stützen Sie Sich bei dieser Einschätzung?

(bitte nur Stichworte) 1..
2..
3..

3 Gibt es Diskrepanzen zwischen den zeichnerischen Darstellungen und den jeweils dazugehörenden Kommentaren?

( ) ja
( ) nein
( ) unsicher

....
....
....
....
....

4. Nennen Sie weitere Besonderheiten, die Ihnen beim Betrachten der Serie aufgefallen sind.

....
....
....
....
....

Kontrollblatt (auszufüllen von der hämatologisch–onkologischen Poliklinik)

– Codenummer: .... –Nr. der Zeichnung ☐

– Geburtsdatum: ....

– Geschlecht: männlich ☐
weiblich ☐

– Datum der Untersuchung: ....

Untersuchungen/Befunde

– Diagnose(n):... Stadium:..

–Rezidiv: nein ☐
fraglich ☐
ja ☐

– andere Diagnosen (wie POS, Herzklappenfehler): ....
keine ☐

– auffälliger körperlicher Zustand und *subjektive* Beschwerden (Mutter berichtet z.B. von Müdigkeit, Bauch– oder/und Kopfschmerzen):
....
unauffällig ☐

– interkurrente Erkrankungen (vorübergehender Natur ohne im direkten Zusammenhang mit der Grunderkrankung zu stehen):
....
keine ☐

Labor:

Blut ☐ Ergebnis: ....

Röntgen ☐ Ergebnis: ....

MRI/CT ☐ Ergebnis: ....

Knochenmarkspunktion ☐ Ergebnis:.

andere.............................. ☐ Ergebnis:

Verhaltensbeschreibungen/–beobachtungen:

gutgelaunt, fröhlich ☐
ruhig, neutral ☐
traurig ☐
ängstlich ☐
aggressiv ☐

– familiäre Ereignisse (Trennungen, Tod in der Verwandt– oder Bekanntschaft)

....

nichts bekannt ☐
keine ☐

– andere Besonderheiten und Beobachtungen:

....

– bevorstehende Operationen und Untersuchungen ja ☐
keine ☐

wenn ja, welche?...

und ist das Kind orientiert? ja ☐
nein ☐

– Gesamteindruck des untersuchenden Arztes zum allgemeinen körperlichen Zustand des Pat.

gut ☐
zufriedenstellend ☐
schlecht ☐

– und im Vergleich zu der letzten Untersuchung

verbessert ☐
gleich ☐
verschlechtert ☐

– allgemeine langfristige prognostische Einschätzung

Besserung mit grösster Wahrscheinlichkeit und Heilung ☐
unsicher, zweifelhaft ☐
mit grosser Wahrscheinlichkeit fataler Verlauf ☐

– Therapieende geplant? ja ☐ wann? ....
nein ☐

und ist das Kind orientiert? ja ☐
nein ☐

Verlaufsblatt (auszufüllen von der hämatologisch–onkologischen Poliklinik)

– Codenummer: .... –Nr. der Zeichnung ☐

– Geburtsdatum: ....

– Geschlecht: männlich ☐
weiblich ☐

– Datum der Untersuchung: ....

Untersuchungen/Befunde

– auffälliger körperlicher Zustand und *subjektive* Beschwerden (Mutter berichtet z.B. von Müdigkeit, Bauch– oder/und Kopfschmerzen):

....

unauffällig ☐

– interkurrente Erkrankungen (vorübergehender Natur ohne im direkten Zusammenhang mit der Grunderkrankung zu stehen):

....

keine ☐

Labor:

Blut ☐ Ergebnis:

....

Röntgen ☐ Ergebnis:

....

MRI/CT ☐ Ergebnis:

....

Knochenmarkspunktion ☐ Ergebnis:

andere.............................. ☐ Ergebnis:

Verhaltensbeschreibungen/–beobachtungen:

gutgelaunt, fröhlich ☐
ruhig, neutral ☐
traurig ☐
ängstlich ☐
aggressiv ☐

– familiäre Ereignisse (Trennungen, Tod in der Verwandt– oder Bekanntschaft)
....

nichts bekannt ☐
keine ☐

andere Besonderheiten und Beobachtungen:
....

– bevorstehende Operationen und Untersuchungen ja ☐
keine ☐
wenn ja, welche?..
und ist das Kind orientiert? ja ☐
nein ☐

– Gesamteindruck des untersuchenden Arztes zum allgemeinen körperlichen Zustand des Pat.

gut ☐
zufriedenstellend ☐
schlecht ☐

– und im Vergleich zu der letzten Untersuchung

verbessert ☐
gleich ☐
verschlechtert ☐

–Bemerkungen:
....

1. Arztfragebogen

Der Arztfragebogen konnte nicht in seiner ursprünglichen Form zur Datenberechnung verwendet werden. Für Labordaten, wie z.B. konkrete Hämoglobin (Hb)-Werte, mussten Kategorien gebildet werden.
Im folgenden werde ich ausschliesslich die betroffenen, neu kategorisierten Variablen darstellen und definieren.
Der körperliche Zustand eines Kindes wurde vom Arzt wie folgt eingeschätzt:

Körperlicher Zustand

1	2	3	4	5	6	7

beschwerdefrei — Hospitalisation

Die Entscheidung für eine der oben aufgeführten Kategorien erfolgte aufgrund folgender Definitionen:
1 – beschwerdefrei
2 – geringe Störungen wie z.B. Schnupfen, Husten u.s.w.
3 – krank – jedoch unabhängig von der Therapie
4 – in Erholung nach der Therapie
5 – Beeinträchtigungen durch Strahlenbehandlung (z. B. Schleimhauteintzündungen)
6 – schwere Beeinträchtigungen (z. Bsp. beeinträchtigtes Essverhalten wegen Mukositis, Erbrechen, Metastasenbildung)
7 – Hospitalisation

Hämatologisches Labor

Ursprünglich wurde der Fragebogen vom Arzt nach folgenden Gesichtspunkten ausgefüllt:

Labor:

Blut ☐ Ergebnis: ....

Röntgen ☐ Ergebnis: ....

MRI/CT (Magnetresonanzuntersuchung / Computertomografie) ☐ Ergebnis: ....

Knochenmarkspunktion ☐ Ergebnis:..

andere.............................. ☐ Ergebnis: ....

Aufgrund der hier angeführten Laborwerte wurden folgende Kategorien gebildet:

unauffällig	Hb > 120 ; Tc < 150; Lc > 5
in Erholung –	Hb 100–120 ; Tc 100 – 150
Therapie entsprechend normal	Hb > 70–100 ; Tc > 50 –100; Lc > 1,0
auffällig	Hb zwischen 60–70; Tc 20–50; Lc > 1,0
schlecht	Transfusionspflichtig → Hb < 60; Tc < 20; Lc < 0,2
Rezidiv	

Hb – Hämoglobin (Normalwert : um 150 g/l)
Lc – Leukozyten (Normalwert : 5000 – 10000/µl Blut)
Tc – Thrombozyten (Normalwert: 150000 – 400000/µl Blut)

Anhang B

Statistische Berechnungen und Tabellen

Tab. 1: Berechnung für Einzelfragebögen

Friedman ANOVA and Kendall Coeff. of Concordance (b1–ser2.sta)
ANOVA Chi Sqr. (N = 99, df = 3) = 32.13386 p < .00000
Coeff. of Concordance = .10819 Aver. rank r = .09909

Prognosen:	Average Rank	Sum of Ranks	Mean	Std.Dev.
Experte 1	2.616162	259.0000	3.727273	1.185096
Experte 2	2.040404	202.0000	3.212121	1.042688
Experte 3	2.929293	290.0000	3.979797	1.142677
Experte 4	2.414141	239.0000	3.373738	1.233759

Diese Tabelle zeigt, dass zwischen den Experten lediglich eine geringe Übereinstimmung hinsichtlich ihrer Prognoseeinschätzungen über alle Kinder in den Einzelfragebögen bestand.

Tab. 2: Beispiel einer Kreuztabelle: Prognosen der Psychologen für jedes Kind in den Einzelfragebögen

Die folgende Kreuztabellen soll zeigen, wie jedes Kind von den Experten beurteilt wurde. In den Spalten ist jedes einzelne Kind mit seiner Signatur zu sehen, in den Zeilen die Prognosen der Experten. Als Spaltensumme erscheint die Anzahl Einzelfragebögen, welche für dieses Kind zur Beurteilung vorlag.

Prognosen der Experten	**Signatur des Kindes** EP	ES	FC	FD	FE
1 Heilung	2		1		
2 Besserung	6	2	7	5	
3 Besserung	4	6	3	8	3
4 unsicher	8	6	3	21	7
5 Verschlechterung	6	3	2	8	3
6 Verschlechterung	4	3			3
Anzahl Fragebögen	30	20	16	42	16

In dieser Form lagen Kreuztabellen für jedes einzelne Kind zur Beurteilung vor.

Tab. 3: Berechnung für Serienfragebögen

Friedman ANOVA and Kendall Coeff. of Concordance (b2ser.sta)
ANOVA Chi Sqr. (N = 20, df = 3) = 4.429412 p < .21870
Coeff. of Concordance = .07382 Aver. rank r = .02508

Prognosen	Average Rank	Sum of Ranks	Mean	Std.Dev.
Experten 1	2.475000	49.50000	3.500000	1.638356
Experten 2	2.075000	41.50000	3.000000	1.376494
Experten 3	2.600000	52.00000	3.650000	1.424411
Experten 4	2.850000	57.00000	3.850000	1.308877

Auch aus dieser Tabelle geht hervor, dass es über alle Serienfragebögen und über alle Kinder keine Übereinstimmung der Experten hinsichtlich ihrer Prognosen gab.

Zwei Beispiele für die Berechnung der Interraterkorrelationen (Expertenübereinstimmung) für jedes einzelne Kind

Irrtumswahrscheinlichkeit	Bedeutung	Symbolisierung
p > 0,05	nicht signifikant	n.s.
p <= 0.05	signifikant	*
p <= 0.01	sehr signifikant	**

Tab. 4: Beispiel EP
Friedman ANOVA and Kendall Coeff. of Concordance (b1–ser2.sta)
ANOVA Chi Sqr. (N = 6, df = 4) = 5.320388 p < .25600
Coeff. of Concordance = .22168 Aver. rank r = .06602 ➤ n.s

	Average Rank	Sum of Ranks	Mean	Std.Dev.
HEICH1	1.916667	11.50000	3.000000	1.095445
HEICH2	3.750000	22.50000	4.333333	1.032796
HEICH3	3.333333	20.00000	3.833333	1.722401
HEICH4	2.833333	17.00000	3.666667	2.160247
HEICH5	3.166667	19.00000	3.833333	1.471960

Tab. 5: Beispiel GT
Friedman ANOVA and Kendall Coeff. of Concordance (b1–ser2.sta)
ANOVA Chi Sqr. (N = 12, df = 2) = 9.631579 p < .00811
Coeff. of Concordance = .40132 Aver. rank r = .34689 ➤ **

	Average Rank	Sum of Ranks	Mean	Std.Dev.
HEICH1	1.958333	23.50000	4.083333	.288675
HEICH4	1.458333	17.50000	3.000000	1.279204
HEICH5	2.583333	31.00000	4.583333	.900337

Beispiel einer Berechnung nach dem Modell der multiplen Regression und anschliessenden „Stepwise Regression" für einen Beurteiler

Tab. 6: lineare Regression

Beispiel Experte 1: grosses Modell

Regression Summary for Dependent Variable: HICORR
R= .85300443 R²= .72761657 Adjusted R²= .52332899
F(12,16)=3.5617 p<.00988 Std.Error of estimate: .35111

	BETA	St. Err. of BETA	B	St. Err. of B	t(16)	p-level
Intercpt			1.168431	.888164	1.31556	.206863
SEX1	**–.398014**	**.185164**	**–.398014**	**.185164**	**–2.14952**	**.047235**
ANG1	.245773	.248617	.077646	.078545	.98856	.337593
FRE1	.288494	.204670	.110632	.078487	1.40956	.177811
TRA1	.038341	.208007	.016456	.089276	.18433	.856074
WUT1	.125669	.189990	.044039	.066580	.66145	.517737
BED1	**–.687736**	**.248886**	**–.216863**	**.078481**	**–2.76326**	**.013851**
ZUSAM1	**–.345297**	**.153726**	**–.226513**	**.100843**	**–2.24618**	**.039164**
DIFF1	**.543763**	**.237677**	**.399013**	**.174407**	**2.28782**	**.036099**
DYNAM1	**–.382203**	**.176210**	**–.198826**	**.091666**	**–2.16902**	**.045494**
ENTWST1	–.204737	.197769	–.121530	.117394	–1.03523	.315954
KBEFIN1	.228451	.171122	.075202	.056330	1.33502	.200556
EINS1	–.203868	.210963	–.151954	.157242	–.96637	.348241

Tab 7: Stepwise Regression, backwards, F=4,5:

Regression Summary for Dependent Variable: HICORR
R= .70192894 R²= .49270424 Adjusted R²= .43182875
F(3,25)=8.0936 p<.00062 Std.Error of estimate: .38333

	BETA	St. Err. of BETA	B	St. Err. of B	t(25)	p-level
Intercpt			2.174377	.348311	6.24263	.000002
SEX1	–.490603	.151261	–.490603	.151261	–3.24342	.003340
BED1	–.360007	.149552	–.113520	.047158	–2.40723	.023784
ZUSAM1	–.365165	.146307	–.239546	.095976	–2.49589	.019522

Validierung der Expertenprognosen anhand der Arztprognosen

Die folgende zu untersuchende Frage galt der Validität der vorliegenden Fragebögen. Wir verglichen dabei unsere Methode zur Beurteilung der Prognose mit einem schon bestehenden, anerkannten Verfahren, also dem des Arztes.
Besteht eine signifikante Übereinstimmung zwischen den Prognosen der Experten und derjenigen des Arztes?
Diese Frage soll mit Hilfe eines Paarvergleichs zwischen den Prognosen des jeweiligen Psychologen und denen des Arztes beantwortet werden. Zur Berechnung

verwenden wir aus den non–parametrischen Testverfahren das Assoziationsmass Gamma. Dieses Mass ähnelt Kendalls Tau, berücksichtigt jedoch Bindungen (ties), welche in nur wenig abgestuften Variabeln eine höhere Bedeutung haben. Zur Veranschaulichung des Ergebnisses soll die jeweils dazu gehörende Kreuztabelle dienen. Hier sollen lediglich zwei Beispiele genügen, um die statistische Prozedur nachvollziehbar zu machen.

Tab. 8: Prognose Experte 1– Prognose des Arztes

Gamma Correlations (b2ser.sta)
MD pairwise deleted

	N	Gamma	Z	p–level
PROG1 & PROGARZT	29	**.416149**	2.000269	**.045471**

Wir sehen hier eine signifikante Übereinstimmung der Expertenprognose mit der Arztprognose.
Aus Gründen der Übersichtlichkeit und Lesbarkeit wurde die Prognose–Skala der Psychologen für die Darstellung in der Kreuztabelle, nach folgenden Kriterien von einer siebenstufigen auf eine dreistufige Skala reduziert (dies gilt natürlich nicht für die Berechnung! Hier wurden alle Werte aufgrund der vollständigen Skala ermittelt):

Prognose des Experten:	**Kreuztabelle**	
1 Heilung	1 + 2 + 3	Zusammenfassung zur Kategorie **Heilung**
2 Besserung +		
3 Besserung ++		
4 unsicher	4 +5	wurden zur Kategorie **unsicher** zusammengefasst
5 Verschlechterung –		
6 Verschlechterung – –	6+ 7	bildeten die Kategorie **fataler Verlauf**
7 Tod		

Die Kreuztabelle zeigt in den Spalten die Prognosen des Arztes, in den Zeilen die Prognosen des Experten. Dieser Psychologe beurteilte 29 von 30 Kindern. Bei 16 von 29 stimmten die Prognosen überein. Die Stärkere Belegung links der diagonalen Achse zeigt (übrigens nicht nur in diesem Fall) die grundsätzlich optimistischere Bewertung der Prognosen im Vergleich zu denen des Psychologen.

Tab. 9: Kreuztabelle Experte 1–Arzt

		Prognose Arzt			
		Heilung	unsicher	fataler Verlauf	Row
		1.00	2.00	3.00	Total
Prognose Experte 1					
Heilung	1.00	**11**	3		14 48.3%
unsicher	2.00	6	**4**		10 34.5%
fataler Verlauf	3.00	2	2	**1**	5 17.2%
	Column Total	19 65.5%	9 31.0%	1 3.4%	**29** 100.0%

Tab. 10: Prognose Experte 2 – Prognose des Arztes

Gamma Correlations (b2ser.sta)
MD pairwise deleted

	N	Gamma	Z	p-level
PROG2 & PROGARZT	22	0.00	0.00	**1.000000**

Zwischen der Prognoseeinschätzung dieses Experten und des Arztes gab es keine Übereinstimmung.

Tab. 11: Kreuztabelle Experte 2– Arzt

		Prognose Arzt			
		Heilung	unsicher	fataler Verlauf	Row
		1.00	2.00	3.00	Total
Prognose Experte 2					
Heilung	1.00	**9**	4		13 59.1%
unsicher	2.00	8			8 36.4%
fataler verlauf	3.00			**1**	1 4.5%
	Column Total	17 77.3%	4 18.2%	1 4.5%	**22** 100.0%

Die Kreuztabelle veranschaulicht dieses Resultat. Der Experte beurteilte 22 von 30 Kindern. Wir sehen bei 10 von 22 Prognosen eine Übereinstimmung.

Besteht eine signifikante Übereinstimmung zwischen den Prognosen der Psychologen und der des Arztes mit dem tatsächlichen aktuellen Zustand des Kindes, zwei Jahre nach Beendigung der Zeichnungsstudie?

Tab. 12

Regression Summary for Dependent Variable: AKTZUST
R= .69390408 R^2= .48150288 Adjusted R^2= .29632533
F(5,14)=2.6002 p<.07272 Std.Error of estimate: .83775

	BETA	St. Err. of BETA	B	St. Err. of B	t(14)	p-level
Intercpt			−.683342	.869850	−.785587	.445202
PROG1	.378404	.228795	.230661	.139465	1.653899	.120386
PROG2	.240743	.204773	.174665	.148569	1.175656	.259339
PROG3	−.070131	.205895	−.049170	.144357	−.340616	.738450
PROG4	.123302	.203648	.094080	.155385	.605464	.554559
PROGARZT	.272487	.223308	.476380	.390403	1.220228	.242534

Interpretation:

Alle Experten zusammen tragen trendmässig zur korrekten Voraussage hinsichtlich des aktuellen Zustandes bei.

Interraterkorrelation in Bezug auf die fünf Variablen der Gruppe 1

Tab. 13

Friedman ANOVA and Kendall Coeff. of Concordance (meanse2.sta)
ANOVA Chi Sqr. (N = 89, df = 4) = 194.9771 p <0.00000
Coeff. of Concordance = .54769 Aver. rank r = .54255

	Average Rank	Sum of Ranks	Mean	Std.Dev.
SUBE	2.539326	226.0000	1.769663	.621838
QUAN	3.544944	315.5000	2.393258	.712996
ENTS	1.825843	162.5000	1.376405	.472427
KBEF	4.662921	415.0000	3.887641	1.253977
BELSI	2.426966	216.0000	1.662921	.629643

Anhand dieser Tabelle wird ersichtlich, dass es keine Übereinstimmung der Experten bezüglich dieser Variablen gab.

Frage nach der Beziehung der Variabeln Farbigkeit und zeichnerischer Entwicklungstand und dem vom Arzt beurteilten körperlichen Zustand des Kindes

Tab. 14: Experte 1

Gamma Correlations (b1–ser2.sta)
MD pairwise deleted

	N	Gamma	Z	p–level
SUBE1 & KOERZU	156	–.106410	–1.23440	.217054
QUAN1 & KOERZU	**156**	**.231154**	**2.68375**	**.007280**
ENTS1 & KOERZU	**156**	**–.204483**	**–2.06159**	**.039247**
RUEC1 & KOERZU	156	–.347150	–1.09111	.275223
VORS1 & KOERZU	156	.049073	.24901	.803352
KBEF1 & KOERZU	156	.009378	.12676	.899134

Tab. 15: Experte 2

Gamma Correlations (b1–ser2.sta)
MD pairwise deleted

	N	Gamma	Z	p–level
SUBE2 & KOERZU	**106**	**–.266436**	**–2.64905**	**.008072**
QUAN2 & KOERZU	106	.020921	.20923	.834267
ENTS2 & KOERZU	106	.073171	.61772	.536758
RUEC2 & KOERZU	106	–.236152	–.88251	.377499
VORS2 & KOERZU	106			
KBEF2 & KOERZU	**106**	**–.216985**	**–2.33452**	**.019569**

Tab. 16: Experte 3

Gamma Correlations (b1–ser2.sta)
MD pairwise deleted

	N	Gamma	Z	p–level
SUBE3 & KOERZU	**158**	**–.197272**	**–2.50028**	**.012409**
QUAN3 & KOERZU	**158**	**.262575**	**2.96252**	**.003051**
ENTS3 & KOERZU	158	.037945	.45641	.648095
RUEC3 & KOERZU	158	–.091717	–.75986	.447339
VORS3 & KOERZU	158	–.333333	–1.04827	.294514
KBEF3 & KOERZU	158	.026257	.36023	.718679

Tab. 17: Experte 4

Gamma Correlations (b1–ser2.sta)
MD pairwise deleted

	N	Gamma	Z	p–level
SUBE4 & KOERZU	**162**	**–.20293**	**–2.43492**	**.014895**
QUAN4 & KOERZU	**162**	**.22008**	**2.74423**	**.006065**
ENTS4 & KOERZU	162	–.15851	–1.18458	.236184
RUEC4 & KOERZU	162	.07282	.28990	.771894
VORS4 & KOERZU	162	–1.00000	–1.46761	.142209
KBEF4 & KOERZU	162	–.08197	–1.12650	.259953

Anhang C

Berechnungen zu drei Zeichnungsserien

Zeichnungsserie Leila

Interraterkorrelation

Prognose

Friedman ANOVA and Kendall Coeff. of Concordance (b1–ser2.sta)
ANOVA Chi Sqr. (N = 99, df = 3) = 32.13386 p < .00000
Coeff. of Concordance = .10819 Aver. rank r = .09909

	Average Rank	Sum of Ranks	Mean	Std.Dev.
HEICH1	2.616162	259.0000	3.727273	1.185096
HEICH3	2.040404	202.0000	3.212121	1.042688
HEICH4	2.929293	290.0000	3.979797	1.142677
HEICH5	2.414141	239.0000	3.373737	1.233759

Angst

Friedman ANOVA and Kendall Coeff. of Concordance (b1–ser2.sta)
ANOVA Chi Sqr. (N = 5, df = 3) = 13.23913 p < .00415
Coeff. of Concordance = .88261 Aver. rank r = .85326

	Average Rank	Sum of Ranks	Mean	Std.Dev.
ANG1	3.600000	18.00000	5.400000	.547723
ANG3	1.100000	5.50000	2.200000	.447214
ANG4	3.300000	16.50000	5.200000	.836660
ANG5	2.000000	10.00000	3.600000	1.140175

Freude

Friedman ANOVA and Kendall Coeff. of Concordance (b1–ser2.sta)
ANOVA Chi Sqr. (N = 5, df = 3) = 5.447369 p < .14184
Coeff. of Concordance = .36316 Aver. rank r = .20395

	Average Rank	Sum of Ranks	Mean	Std.Dev.
FRE1	1.800000	9.00000	4.000000	
FRE3	3.300000	16.50000	4.800000	.447214
FRE4	2.800000	14.00000	4.600000	.547723
FRE5	2.100000	10.50000	4.000000	1.000000

Trauer

Friedman ANOVA and Kendall Coeff. of Concordance (b1–ser2.sta)
ANOVA Chi Sqr. (N = 5, df = 3) = 7.357143 p < .06136
Coeff. of Concordance = .49048 Aver. rank r = .36310

	Average Rank	Sum of Ranks	Mean	Std.Dev.
TRA1	3.500000	17.50000	4.000000	1.581139
TRA3	1.600000	8.00000	2.200000	.447214
TRA4	2.100000	10.50000	2.600000	.894427
TRA5	2.800000	14.00000	3.200000	.836660

Wut

Friedman ANOVA and Kendall Coeff. of Concordance (b1–ser2.sta)
ANOVA Chi Sqr. (N = 5, df = 3) = 6.636364 p < .08446
Coeff. of Concordance = .44242 Aver. rank r = .30303

	Average Rank	Sum of Ranks	Mean	Std.Dev.
WUT1	1.500000	7.50000	1.400000	.894427
WUT3	2.800000	14.00000	2.000000	
WUT4	2.600000	13.00000	1.800000	.447214
WUT5	3.100000	15.50000	2.200000	.447214

Bedrohlichkeit

Friedman ANOVA and Kendall Coeff. of Concordance (b1–ser2.sta)
ANOVA Chi Sqr. (N = 5, df = 3) = 11.35714 p < .00995
Coeff. of Concordance = .75714 Aver. rank r = .69643

	Average Rank	Sum of Ranks	Mean	Std.Dev.
BED1	4.000000	20.00000	5.400000	.894427
BED3	1.700000	8.50000	2.800000	.836660
BED4	2.000000	10.00000	3.000000	.707107
BED5	2.300000	11.50000	3.200000	1.095445

Körperliche Befindlichkeit

Friedman ANOVA and Kendall Coeff. of Concordance (b1–ser2.sta)
ANOVA Chi Sqr. (N = 5, df = 3) = 5.931818 p < .11500
Coeff. of Concordance = **.39545** Aver. rank r = .24432

	Average Rank	Sum of Ranks	Mean	Std.Dev.
KBEF1	1.700000	8.50000	2.400000	.547723
KBEF3	2.000000	10.00000	2.600000	.894427
KBEF4	3.200000	16.00000	3.400000	.894427
KBEF5	3.100000	15.50000	3.800000	1.643168

Subjektiver Eindruck von Farbigkeit

Friedman ANOVA and Kendall Coeff. of Concordance (b1–ser2.sta)
ANOVA Chi Sqr. (N = 5, df = 3) = 10.66667 p < .01368
Coeff. of Concordance = .71111 Aver. rank r = .63889

	Average Rank	Sum of Ranks	Mean	Std.Dev.
SUBE1	1.700000	8.50000	1.000000	
SUBE3	3.300000	16.50000	1.800000	.447214
SUBE4	1.700000	8.50000	1.000000	
SUBE5	3.300000	16.50000	1.800000	.447214

Entspricht das Zeichnungsalter dem Lebensalter des Kindes?

Friedman ANOVA and Kendall Coeff. of Concordance (b1–ser2.sta)
ANOVA Chi Sqr. (N = 99, df = 3) = 34.02995 p < .00000
Coeff. of Concordance = .11458 Aver. rank r = .10554

	Average Rank	Sum of Ranks	Mean	Std.Dev.
ENTS1	2.398990	237.5000	1.272727	.469872
ENTS3	2.444444	242.0000	1.313131	.527730
ENTS4	2.914141	288.5000	1.585859	.622865
ENTS5	2.242424	222.0000	1.202020	.588665

Vorhandensein einer Belastungssituation

Friedman ANOVA and Kendall Coeff. of Concordance (b1–ser2.sta)
ANOVA Chi Sqr. (N = 99, df = 3) = 89.36066 p < .00000
Coeff. of Concordance = .30088 Aver. rank r = .29374

	Average Rank	Sum of Ranks	Mean	Std.Dev.
BELSI1	2.196970	217.5000	1.424242	.729704
BELSI3	2.959596	293.0000	1.979798	.713997
BELSI4	1.828283	181.0000	1.212121	.610666
BELSI5	3.015152	298.5000	1.979798	.669752

Quantitative Erfassung der verwendeten Farben

Friedman ANOVA and Kendall Coeff. of Concordance (b1–ser2.sta)
ANOVA Chi Sqr. (N = 99, df = 3) = 70.20000 p < .00000
Coeff. of Concordance = .23636 Aver. rank r = .22857

	Average Rank	Sum of Ranks	Mean	Std.Dev.
QUAN1	2.893939	286.5000	2.545455	1.081125
QUAN3	2.590909	256.5000	2.303030	.706451
QUAN4	1.984848	196.5000	2.000000	.534523
QUAN5	2.530303	250.5000	2.272727	.725880

Zeichnungsserie Claudius

Interraterkorrelation

Prognose

Friedman ANOVA and Kendall Coeff. of Concordance (b1–ser2.sta)
ANOVA Chi Sqr. (N = 9, df = 3) = 9.863636 p < .01977
Coeff. of Concordance = .36532 Aver. rank r = .28598

	Average Rank	Sum of Ranks	Mean	Std.Dev.
HEICH1	2.000000	18.00000	3.000000	.866025
HEICH3	1.888889	17.00000	2.888889	.781736
HEICH4	3.277778	29.50000	4.111111	.927961
HEICH5	2.833333	25.50000	3.888889	1.054093

Angst

Friedman ANOVA and Kendall Coeff. of Concordance (b1–ser2.sta)
ANOVA Chi Sqr. (N = 9, df = 3) = 18.84146 p < .00030
Coeff. of Concordance = .69783 Aver. rank r = .66006

	Average Rank	Sum of Ranks	Mean	Std.Dev.
ANG1	3.277778	29.50000	5.444445	1.130388
ANG3	1.222222	11.00000	3.111111	.781736
ANG4	3.388889	30.50000	6.000000	.707107
ANG5	2.111111	19.00000	4.111111	1.452966

Freude

Friedman ANOVA and Kendall Coeff. of Concordance (b1–ser2.sta)
ANOVA Chi Sqr. (N = 9, df = 3) = 19.27586 p < .00024
Coeff. of Concordance = .71392 Aver. rank r = .67816

	Average Rank	Sum of Ranks	Mean	Std.Dev.
FRE1	1.055556	9.50000	1.333333	1.000000
FRE3	3.444444	31.00000	4.333334	1.000000
FRE4	2.333333	21.00000	3.222222	.833333
FRE5	3.166667	28.50000	4.000000	1.581139

Bedrohlichkeit

Friedman ANOVA and Kendall Coeff. of Concordance (b1–ser2.sta)
ANOVA Chi Sqr. (N = 9, df = 3) = 15.75000 p < .00128
Coeff. of Concordance = .58333 Aver. rank r = .53125

	Average Rank	Sum of Ranks	Mean	Std.Dev.
BED1	3.333333	30.00000	5.555555	1.509231
BED3	1.444444	13.00000	3.222222	.833333
BED4	3.277778	29.50000	5.666667	.866025
BED5	1.944444	17.50000	3.888889	1.691482

Wut

Friedman ANOVA and Kendall Coeff. of Concordance (b1–ser2.sta)
ANOVA Chi Sqr. (N = 9, df = 3) = 12.62963 p < .00552
Coeff. of Concordance = .46776 Aver. rank r = .40123

	Average Rank	Sum of Ranks	Mean	Std.Dev.
WUT1	3.388889	30.50000	5.000000	1.802776
WUT3	1.444444	13.00000	2.333333	.500000
WUT4	2.888889	26.00000	4.555555	1.236033
WUT5	2.277778	20.50000	3.777778	1.481366

Körperliche Befindlichkeit

Friedman ANOVA and Kendall Coeff. of Concordance (b1–ser2.sta)
ANOVA Chi Sqr. (N = 9, df = 3) = 13.12987 p < .00437
Coeff. of Concordance = .48629 Aver. rank r = .42208

	Average Rank	Sum of Ranks	Mean	Std.Dev.
KBEF1	2.944444	26.50000	4.222222	.666667
KBEF3	1.333333	12.00000	2.777778	.440959
KBEF4	3.222222	29.00000	4.888889	1.364226
KBEF5	2.500000	22.50000	3.888889	1.054093

Zeichnerischer Entwicklungsstand

Friedman ANOVA and Kendall Coeff. of Concordance (b1–ser2.sta)
ANOVA Chi Sqr. (N = 9, df = 3) = 8.428572 p < .03795
Coeff. of Concordance = .31217 Aver. rank r = .22619

	Average Rank	Sum of Ranks	Mean	Std.Dev.
ENTS1	2.222222	20.00000	1.222222	.666667
ENTS3	2.666667	24.00000	1.333333	.500000
ENTS4	3.111111	28.00000	1.555556	.527046
ENTS5	2.000000	18.00000	1.000000	

Vorhandensein einer Belastungssituation

Friedman ANOVA and Kendall Coeff. of Concordance (b1–ser2.sta)
ANOVA Chi Sqr. (N = 9, df = 3) = 4.590909 p < .20435
Coeff. of Concordance = .17003 Aver. rank r = .06629

	Average Rank	Sum of Ranks	Mean	Std.Dev.
BELSI1	1.944444	17.50000	1.333333	.707107
BELSI3	3.055556	27.50000	2.222222	.666667
BELSI4	2.555556	23.00000	1.888889	1.054093
BELSI5	2.444444	22.00000	1.777778	.666667

Trauer

Friedman ANOVA and Kendall Coeff. of Concordance (b1–ser2.sta)
ANOVA Chi Sqr. (N = 9, df = 3) = 11.36620 p < .00991
Coeff. of Concordance = .42097 Aver. rank r = .34859

	Average Rank	Sum of Ranks	Mean	Std.Dev.
TRA1	3.444444	31.00000	3.888889	1.364226
TRA3	1.777778	16.00000	2.222222	.666667
TRA4	2.055556	18.50000	2.555556	.881917
TRA5	2.722222	24.50000	3.000000	.866025

Zeichnungsserie Melanie

Interraterkorrelationen

Prognose
Friedman ANOVA and Kendall Coeff. of Concordance (b1–ser2.sta)
ANOVA Chi Sqr. (N = 4, df = 3) = 9.620689 p < .02209
Coeff. of Concordance = .80172 Aver. rank r = .73563

	Average Rank	Sum of Ranks	Mean	Std.Dev.
HEICH1	2.500000	10.00000	4.500000	1.000000
HEICH2	1.125000	4.50000	3.250000	.500000
HEICH4	3.000000	12.00000	4.750000	.957427
HEICH5	3.375000	13.50000	5.000000	.816497

Angst
Friedman ANOVA and Kendall Coeff. of Concordance (b1–ser2.sta)
ANOVA Chi Sqr. (N = 4, df = 3) = 8.250000 p < .04114
Coeff. of Concordance = .68750 Aver. rank r = .58333

	Average Rank	Sum of Ranks	Mean	Std.Dev.
ANG1	1.000000	4.00000	1.500000	1.000000
ANG2	2.875000	11.50000	3.500000	1.290994
ANG4	2.875000	11.50000	3.500000	1.732051
ANG5	3.250000	13.00000	4.000000	1.825742

Körperliche Befindlichkeit
Friedman ANOVA and Kendall Coeff. of Concordance (b1–ser2.sta)
ANOVA Chi Sqr. (N = 4, df = 3) = 8.108109 p < .04385
Coeff. of Concordance = .67568 Aver. rank r = .56757

	Average Rank	Sum of Ranks	Mean	Std.Dev.
KBEF1	3.000000	12.00000	5.250000	1.500000
KBEF2	1.000000	4.00000	3.000000	
KBEF4	2.750000	11.00000	5.250000	.957427
KBEF5	3.250000	13.00000	5.500000	.577350

Freude
Friedman ANOVA and Kendall Coeff. of Concordance (b1–ser2.sta)
ANOVA Chi Sqr. (N = 4, df = 3) = 2.806452 p < .42245
Coeff. of Concordance = .23387 Aver. rank r = –.0215

	Average Rank	Sum of Ranks	Mean	Std.Dev.
FRE1	1.875000	7.50000	3.250000	.957427
FRE2	2.250000	9.00000	3.750000	1.258306
FRE4	2.750000	11.00000	4.250000	1.258306
FRE5	3.125000	12.50000	4.000000	1.414214

Trauer

Friedman ANOVA and Kendall Coeff. of Concordance (b1–ser2.sta)
ANOVA Chi Sqr. (N = 4, df = 3) = 4.105263 p < .25034
Coeff. of Concordance = .34211 Aver. rank r = .12281

	Average Rank	Sum of Ranks	Mean	Std.Dev.
TRA1	1.500000	6.00000	1.750000	1.500000
TRA2	2.750000	11.00000	3.250000	1.500000
TRA4	3.250000	13.00000	3.250000	1.258306
TRA5	2.500000	10.00000	3.000000	1.414214

Wut

Friedman ANOVA and Kendall Coeff. of Concordance (b1–ser2.sta)
ANOVA Chi Sqr. (N = 4, df = 3) = 2.166667 p < .53855
Coeff. of Concordance = .18056 Aver. rank r = –.0926

	Average Rank	Sum of Ranks	Mean	Std.Dev.
WUT1	1.875000	7.50000	2.250000	2.500000
WUT2	2.375000	9.50000	3.250000	1.500000
WUT4	3.125000	12.50000	3.500000	2.380476
WUT5	2.625000	10.50000	2.750000	1.500000

Bedrohlichkeit

Friedman ANOVA and Kendall Coeff. of Concordance (b1–ser2.sta)
ANOVA Chi Sqr. (N = 4, df = 3) = 5.289474 p < .15181
Coeff. of Concordance = .44079 Aver. rank r = .25439

	Average Rank	Sum of Ranks	Mean	Std.Dev.
BED1	1.375000	5.50000	1.500000	1.000000
BED2	2.750000	11.00000	3.750000	1.892969
BED4	3.375000	13.50000	4.000000	1.154701
BED5	2.500000	10.00000	3.000000	2.000000

Zeichnerischer Entwicklungsstand

Friedman ANOVA and Kendall Coeff. of Concordance (b1–ser2.sta)
ANOVA Chi Sqr. (N = 4, df = 3) = 4.968750 p < .17412
Coeff. of Concordance = .41406 Aver. rank r = .21875

	Average Rank	Sum of Ranks	Mean	Std.Dev.
ENTS1	2.375000	9.50000	1.750000	.957427
ENTS2	3.125000	12.50000	2.000000	.816497
ENTS4	3.000000	12.00000	2.000000	.816497
ENTS5	1.500000	6.00000	1.000000	

Subjektive Einschätzung der Farbigkeit

Friedman ANOVA and Kendall Coeff. of Concordance (b1–ser2.sta)
ANOVA Chi Sqr. (N = 4, df = 3) = 4.000000 p < .26148
Coeff. of Concordance = .33333 Aver. rank r = .11111

	Average Rank	Sum of Ranks	Mean	Std.Dev.
SUBE1	3.000000	12.00000	1.750000	.500000
SUBE2	2.000000	8.00000	1.250000	.500000
SUBE4	2.500000	10.00000	1.500000	.577350
SUBE5	2.500000	10.00000	1.500000	.577350

Literaturverzeichnis

Arnheim, R. (1998). Die Intelligenz des Sehens. *neue bildende kunst.* G & B Arts International: Berlin. 1998, Heft 4.

Bach, S., (1995). *Das Leben malt seine eigene Wahrheit.* Zürich: Daimon Verlag.

Bammer, K., (1984). *Leben mit dem krebskranken Kind.* Erlangen: perimed Fachbuch–Verlagsgesellschaft.

Benedetti, G., (1998). *Botschaft der Träume.* Vandenhoeck und Ruprecht in Göttingen.

Berlinger, R., (1972). *Das Nichts und der Tod.* Frankfurt am Main.

Bittner, G., (1998). *Metaphern des Unbewussten: Eine kritische Einführung in die Psychoanalyse.* Kohlhammer: Stuttgart.

Block, K.I., (1997). Die Rolle des Selbst beim gesunden Überleben einer Krebserkrankung: Die Perspektive aus der vordersten Front der Krebsbehandlung. In Österreichische Gesellschaft für Psychoonkologie (Hrsg.), *Jahrbuch der Psychoonkologie 1997.* Springer Verlag: Wien.

Bluebond–Langer, M., (1977). Meanings of death to children. In H. Feifel (Hrsg.) *New Meanings of death,* New York: McGraw–Hill, 47–66.

Bluebond–Langer, M., (1978). *The Private Worlds of Dying Children.* Princeton University Press.

Bocola, S., (1994). *Die Kunst der Moderne.* Prestel Verlag: München.

Boehm, G., (1995). *Was ist ein Bild?* Wilhelm Fink Verlag: München.

Bortz, J., (1984). *Lehrbuch der empirischen Forschung.* Springer Verlag: New York, Heidelberg, Berlin.

Bortz, J., (1989). *Statistik für Sozialwissenschaftler.* Springer Verlag: New York, Heidelberg, Berlin.

Bühl, A., & Zöfel, P., (1996). *SPSS für Windows. Version 6.1. Praxisorientierte Einführung in die moderne Datenanalyse.* Addison Wesley Longman Verlag.

Bürgin, D. & Di Gallo, A., (1998). Pädiatrische Psycho–Onkologie. In: Meerwein, F. & Bräutigam, W., (Hrsg.), *Einführung in die Psycho–Onkologie.* Verlag Hans Huber: Bern.

Bürgin, D., (1978). *Das Kind, die lebensbedrohende Krankheit und der Tod.* Verlag Hans Huber: Bern.

Bürgin, D., (1987). Der diagnostisch–therapeutische Dialog mit dem Kind und dem Jugendlichen. *HEXAGON. Eine Roche Zeitschrift für Ärzte*, 1987, Jg. 15, Nr. 4.

Camus, A., (1942). *Der Mythos von Sisyphos.* zit. n. dt. Ausgabe (1997). Rowohlt Taschenbuch Verlag: Reinbeck bei Hamburg.

Camus, A., (1957). Der Künstler und seine Zeit. In: Camus, A., (1997) *Kleine Prosa.* Rowohlt Taschenbuch Verlag: Reinbek bei Hamburg.

Caplan, G., (1963). Emotional Crises. In Deutsch, A. & Fishbein, H. (Hrsg.), *The encyclopedia of mental health, vol 2.* Watts, New York.

Condrau, G., (1991). *Der Mensch und sein Tod.* Kreuz Verlag: Zürich.

Cullberg, J., (1978). Krisen und Krisentherapie. *Psychiatrische Praxis, 5, 1978,* 25–34.

Daniel, R., (1993). *Archetypische Signaturen im unbewussten Malprozess.* Waiblingen–Hohenacker: Bonz.

Deleuze, G., (1995). *Francis Bacon. Logik der Sensation.* Wilhelm Fink Verlag: München.

Didi–Hubermann, G., (1990). *Vor einem Bild.* Carl Hanser Verlag München Wien.

DiLeo, J.H., (1992). *Die Deutung von Kinderzeichnungen.* Gerardi Verlag für Kunsttherapie: Karlsruhe.

Dolto, F., (1995). *Das Unbewusste und das Schicksal des Kindes.* Klett–Cotta: Stuttgart. (Original erschienen 1988, Inconscient et destins).

Dosse, F., (1998). *Geschichte des Strukturalismus. Band 1: Das Feld des Zeichens, 1945–1966.* Junius Verlag GmbH, Hamburg.

Ebeling, H., (Hrsg.) (1979). *Der Tod in der Moderne.* Königstein.

Einstein, C., (1926). *Die Kunst des 20. Jahrhunderts.* Propyläen Verlag: Berlin 1926.

Eliot, T.S.,(1988). *T.S. Eliot. Gesammelte Gedichte.* Suhrkamp Taschenbuch Verlag. Frankfurt am Main.

Erpel, F., (1985). *Max Beckmann. Leben im Werk. Die Selbstbildnisse.* Henschelverlag Kunst und Gesellschaft: DDR – Berlin 1985.

Fleck–Bangert, R., (1994). *Kinder setzen Zeichen.* München: Kösel–Verlag.

Freud, S., (1915). Zeitgemässes über Krieg und Tod. In: S. Freud, Hrsg. Mitscherlich, A., Richards, A., Strachey, J., (1974) Studienausgabe Bd. IX. *Fragen der Gesellschaft und Ursprünge der Religion.* S. Fischer Verlag: Frankfurt am Main.

Freud, S., (1938). *Abriss der Psychoanalyse.* In Gesammelte Werke Bd. XVII.

Gattig, E., (1999). Psychoanalyse und bildende Kunst – ein Prolog. In: Schneider, G. (Hrsg.). *Psychoanalyse und bildende Kunst.* Edition diskord, Tübingen.

Giebe. H., & Weise , B. (1998). *Hubertus Giebe: Malerei 1974–1997.* Verlag Hermann Schmidt: Mainz.

Gill, M. M., (1997). *Psychoanalyse im Übergang.* Verlag Internationale Psychoanalyse: Stuttgart.

Ginsburg, H. & Opper, S. (1993). *Piagets Theorie der geistigen Entwicklung.* Stuttgart: Klett–Cotta. (Original erschienen 1969, Piagets theory of intellectual development).

Gombrich, E.H., (1997). *Die Geschichte der Kunst.* S. Fischer Verlag: Frankfurt am Main.

Goodenough, F.L. (1926). *Measurment of Intelligence by Drawings.* New York.

Haas, A. M., (1994). Tod und Jenseits in der deutschen Literatur des Mittelalters. In: *Himmel, Hölle Fegefeuer. Das Jenseits im Mittelalter.* Gesellschaft für das Schweizerische Landesmuseum (Hrsg.)

Häberle, H., Schwarz, R. & Mathes, L. (1997). Familienorientierte Betreuung bei krebskranken Kindern und Jugendlichen. *Prax. Kinderpsychol. Kinderpsychiatrie, 46,* 405–419.

Handke, P., (1996). *Die Lehre der Sainte–Victoire.* Suhrkamp Tschenbuch Verlag: Frankfurt am Main.

Heidegger, M., (1926). *Sein und Zeit.* Max Niemeyer Verlag: Tübingen.

Hildesheimer, W., (1996). *Schule des Sehens.* Insel Verlag: Frankfurt am Main, Leipzig.

Hügli, A., (1991). Erziehung – Zum Wohl der Kinder? Über die Schwierigkeiten der Pädagogik beim Versuch, auch Kindern Menschenwürde zuzugestehen. In Battegay, R. & Rauchleisch, U. (Hrsg.) (1991). *Das Kind in seiner Welt.* Göttingen: Vandenhoek und Ruprecht.

Imbach, P., (1987). *Datenbuch der pädiatrischen Onkologie.* Stuttgart: Gustav Fischer.

Jacobi, J., (1992). *Vom Bilderreich der Seele.* Walter Verlag: Olten.

Jaffé, A., (1974). Der Tod in der Sicht von C.G.Jung. In: von Franz M.–L., Frey–Rohn.L., Jaffé A., (1984) *Im Umkreis des Todes.* Daimon Verlag: Zürich.

Jaspers, K., (1960). *Psychologie der Weltanschauungen.* Springer Verlag: Berlin, Göttingen, Heidelberg.

Jaspers, K., (1988). *Die grossen Philosophen.* Piper Verlag: München Zürich.

Jung, C.G., (1991). Traumsymbole des Individuationsprozesses. In *Grundwerk C.G. Jung, Bd. 5*. Walter Verlag: Olten.

Jung, C.G., (1994). Symbol und Libido. In *Grundwerk C.G. Jung, Bd. 7*. Walter Verlag: Olten.

Kaiser, G., (1992). Der tanzende Tod. In: *Das Bild vom Tod.* Schuster, E., (Hrsg.) Verlag Aurel Bongers: Recklinghausen.

Kane, B., (1979). Children's concepts of death. *Journal of Genetic Psychology, 134*, 141–153.

Katz, D., (1906). Ein Beitrag zur Kenntnis der Kinderzeichnung. *Zeitschr. f. Psychologie und Physiologie der Sinnesorgane, Bd. 41/1906.*

Kerschensteiner, G. (1905). *Die Entwicklung der zeichnerischen Begabung.* München.

Kiepenheuer, K., (1980). Spontaneous drawings of leukemic child. *Psychosom. Medizin, 1980,* Vol. 9, 1, 1–11.

Kierkegaard, S., (1995). *Die Krankheit zum Tode.* Felix Meiner Verlag: Hamburg.

Knapp, T,W., (1987). Welt meines Kindes: Sterben und Tod im Erleben einer Dreijährigen. *Prax. Kinderpsychol. Kinderpsychiatrie, 36*, 308–311.

Kraft, H., (1986). *Grenzgänger zwischen Kunst und Psychiatrie*. DuMont: Köln.

Krusche, D., (1994). (Hrsg.) *Haiku. Japanische Gedichte*. Deutscher Taschenbuch Verlag.

Kuhns, R. (1986). *Psychoanalytische Theorie der Kunst.* Suhrkamp: Frankfurt am Main.

Kunstverein Hamburg (Hrsg.), (1983). *Todesbilder in der zeitgenössischen Kunst.* VTV–Offizin, Münsterschwarzach.

Lamri –Zeggar, P., (1991). *Krebskranke Kinder.* Universitätsverlag: Freiburg, Schweiz.

Lebéus, A.-M., (1993). *Wenn Kinder malen.* Quadrige Verlag: Weinheim.

Levi–Strauss, C., (1972). *"Primitive" und "Zivilisierte". Nach Gesprächen aufgezeichnet von G. Charbonnier.* Im Verlag der Arche in Zürich.

Lévinas, E., (1996). *Ethik und Unendliches.* Hrsg. Engelmann, P., Passagen Verlag: Wien.

Lindemann, E., (1944). Symptomatology and management of acut grief. *American Journal of Psychiatry 101, 1944*, 141–148.

Luquet, G.–H., (1927). *Les dessins d'un enfant.* Paris.

Lurker, M. (1992). Wesen und Bedeutung der Symbole. *Forum für Kunsttherapie.* Schweizerischer Fachverband für Gestaltende Psychotherapie und Kunsttherapie. 1992, 5. Jahrgang, Heft 2.

Malraux, A., (1929). *Die Eroberer.* zit. n. dt. Ausgabe (1983) Deutsche Verlags Anstalt: Stuttgart.

Malraux, A., (1975). *Das Haupt aus Obsidian: Über Picasso und die Macht der Kunst.* Fischer Verlag: Frankfurt am Main.

Noll, P.,(1985). *Diktate über Sterben und Tod.* pendo–Verlag: Zürich.

Petermann, F. & Bode, U., (1986). Five Coping Styles in Families of Children with Cancer. *Pediatric Hematology and Oncology, 3,* 299 – 309.

Petermann, F., (1988). *Studien zur Jugend– und Familienforschung Bd. 3.* Frankfurt am Main, Bern, New York, Paris: Peter Lang.

Piaget, J., & Inhelder, B., (1986). *Die Psychologie des Kindes.* München: Deutscher Taschenbuch Verlag. (Original erschienen 1966, La psychologie de l'enfant).

Piaget, J., (1988). *Das Weltbild des Kindes.* München: Deutscher Taschenbuch Verlag. (Original erschienen 1926, La représentation du monde chez l'enfant).

Piaget, J., (1992). *Das Erwachen der Intelligenz beim Kinde.* München: Deutscher Taschenbuch Verlag. (Original erschienen 1959, La naissance de l'intelligence chez l'enfant).

Piaget, J., (1995). *Intelligenz und Affektivität in der Entwicklung des Kindes.* Frankfurt am Main: Suhrkamp Verlag. (Original erschienen 1954, Les relations entre l'intelligence et l'affectivité dans le développement de l'enfant. in: Bulletin de psychologie 7).

Piaget, J., (1996). *Nachahmung, Spiel und Traum.* (Gesammelte Werke, Studienausgabe, Bd.5). Stuttgart: Klett–Cotta. (Original erschienen 1959, La formation du symbloe chez l'enfant).

Platon, (1994). *Phaidon.* Reclam Verlag: Stuttgart.

Ranke–Graves, R., (1994). *Griechische Mythologie: Quellen und Deutung.* Rowohlt Taschenbuch Verlag: Reinbek bei Hamburg.

Rapp, C., (1997). *Vorsokratiker.* Verlag C. H. Beck: München.

Richter, H.–G., (1987). *Die Kinderzeichnung. Entwicklung, Interpretation, Ästhetik.* Düsseldorf: Schwann.

Riedel, I., (1983). *Farben.* Kreuz verlag: Stuttgart.

Riedel, I., (1992) *Bilder in Therapie Kunst und Religion.* Stuttgart: Kreuz Verlag.

Riedel, I., (1992). *Maltherapie.* Kreuz Verlag: Stuttgart.

Russel, B., (1988). *Philosophie des Abendlandes. Ihr Zusammenhang mit der politischen und sozialen Entwicklung.* Europaverlag: Wien Zürich.

Salber, W., (1999). *Kunst–Psychologie–Behandlung.* Bouvier Verlag Bonn.

Sample, C., (1995). Sprachliche Interpretation und projektive Wahrnehmung: Zur Artikuliertheit und Ontogenese ästhetischer Erfahrung. In: Koch, G., (Hrsg.), *Auge und Affekt: Wahrnehmung und Interaktion.* Fischer Taschenbuch Verlag: Frankfurt am Main.

Sandblom, P., (1990). *Kreativität und Krankheit.* Springer Verlag: Berlin, Heidelberg, New York.

Sartre, J–P., (1943). *Das Sein und das Nichts. Versuch einer phänomenologischen Ontologie.* dt. Ausgabe 1997. Rowohlt Taschenbuch Verlag: Hamburg.

Schenk–Danziger, L., (1959). Begabung und Entwicklung. In *Handbuch der Psychologie,* 3. Band: Entwicklungspsychologie, 2.Aufl., S.385–403. Göttingen: Verlag für Psychologie Dr. C. J. Hogrefe.

Schneider, G. (1999). *Psychoanalyse und bildende Kunst.* Edition diskord, Tübingen.

Schuppli, M., (1989). *Prospektiver Aussagewert spontaner Zeichnungen.* unveröffentlichte Dissertation. Psychiatrische Universitätspoliklinik für Kinder und Jugendliche Basel.

Schuster, E.,(Hrsg.) (1992). *Das Bild vom Tod.* Verlag Aurel Bongers: Recklinghausen.

Schuster, M., (1993). *Die Psychologie der Kinderzeichnung.* Berlin Heidelberg: Springer– Verlag.

Sehringer,W., (1971). Zeichnerische Gestaltungsverfahren. In K. Gottschaldt, et al. (Hrsg.), *Handbuch der Psychologie,* 6. Band: Psychologische Diagnostik, 3. Aufl., S. 707–736. Göttingen: Verlag für Psychologie Dr. C. J. Hogrefe.

Seidl, H., (1995). (Hrsg.) *Aristoteles. Über die Seele.* Felix Meiner Verlag: Hamburg.

Shapiro, J., (1986). Assessment of Family Coping with Illness. *Psychosomatics, 27,* 262–271.

Sloterdijk, P., (1993). *Weltfremdheit.* Suhrlamp Verlag Frankfurt am Main.

Snell, B., (1995). *Heraklit.Fragmente.* Artemis und Winkler Verlag: Zürich.

Spinetta, J.J., (1974). The dying child's awareness of death: A review. *Psychological Bulletin, 81,* 256–260.

Sylvester, D., (1994). *Gespräche mit Francis Bacon.* Prestel Verlag: München.

Tarkowskij, A., (1996). *Die versiegelte Zeit.* Ullstein: Frankfurt am Main.

Ulenbrook, J. (Hrsg.) (1995). *Haiku. Japanische Dreizeiler.* Philipp Reclam.jun.: Stuttgart.

Volpert, A., (1995). *Texte zu Hubertus Giebe: 1978–1994.* Meissner Druckhaus GmbH

Wagner, H., (1996). *Dualismus und Einheit.* Verlag Die Blaue Eule: Essen.

Widlöcher, D., (1995). *Was eine Kinderzeichnung verrät.* Frankfurt am Main: Fischer Taschenbuch Verlag GmbH. (Original erschienen 1965, L' Interprétation des dessins d' Enfants).

Wittkowski, J. & Schnell, H., (1981). Strukturen der Todesvorstellungen bei 8–14jährigen. *Zeitschrift für Entwicklungspsychologie und Pädagogische Psychologie, 1981*, Bd. XIII, Heft 4, 304–311.

Wittkowski, J., (1990). *Psychologie des Todes.* Wissenschaftliche Buchgesellschaft: Darmstadt.